眠るだけで病気は治る!

はじめに

健康には、バランスの良い食事、適度な運動、そして睡眠が大切と常々いわれています。しかし、頭ではわかっていても、幼いころからつちかわれてきた生活習慣を改善するのは、並大抵のことではありません。

休息や充分な睡眠をとるのに罪悪感は必要ない

また、「食事」や「運動」と違い、「睡眠」に対しては、日本人の特別な感情があります。睡眠時間をけずってでも何かに熱中する人、短い睡眠時間でバリバリ働く人を尊敬します。たしかに3時間睡眠で一見誰よりも元気に働いているかのような人を見ると、睡眠は罪悪にすら思えてきます。睡眠にまわす時間でもっと仕事やほかのことができるのにと自分を責めたりもします。また、短い睡眠の人自身も、短時間睡眠で元気でいることで自分が立派な人間に思えてきます。

特に、明治大正や昭和生まれの人たちには、睡眠は、「惰眠《だみん》」「怠惰《たいだ》」といった言葉を連想させ、休息をとる、睡眠時間をたっぷりとることに罪悪感を覚えてしまいます。たしかに日本人は睡眠時間をけずってがんばった時期があったからこそ、戦後の厳しい時代を乗りきり、世界でまれにみる高度成長を可能としたのです。

しかし、人々の生活パターンは多様化し、ＡＩ（コンピューター）の発達により体全体は動かさず目や脳ばかりを使う作業が増え、求められる情報処理（対応）もスピードを増しています。情報が増えれば、他者と自分とを比較する機会も自然と増し、人々はストレスでへとへとです。

正直なところ、好きなだけ眠りたいと思っても時間が許しません。連日遅くまで働きづめで久しぶりの休日はゆっくり寝ていたいのに、布団のそばまで妻の掃除機が迫ってきます。今日は時間にしばられずに寝ていたいと思っている妻も、「お母さん！ご飯は？」の一言で起こされ、毎日次々とやるべきことが満載の主婦には休日はありません。一人一人がそれぞれの環境の中で時間に追われた疲れた生活を送っている現状では、充分な睡眠をとることなど許されなくなってしまいました。もはや日本人は病気になるために生きていると言っても過言ではありません。

睡眠不足が万病の元だった！

ところが、最近の研究で、充分な睡眠をとることができれば免疫力が高まり、病気にかかりにくくなることがわかってきました。そもそも健全な生き方をしていれば、大病になどかからないとは昔から言われてきたことです。長寿者の多くに大病をしたことはないとか、風邪にもかからないといった人たちがいることとは、まさにそのことを証明しているといえるでしょう。百歳になっても畑仕事をやっている老人を見ると本当に驚かされます。ストレスをかかえず毎晩たっぷり睡眠をとっている人たちは、本来の正常な免疫力が働き、病気にかかりにくい体になることがわかってきました。

海外でも日本でも複数の研究グループが、おおよそ7時間から8時間、最低7時間の睡眠をとることによって、心身の状態が改善したことを報告しています。睡眠には個人差があり、肉体や脳を激しく酷使する人は10時間以上を必要とするケースも珍しくありません。睡眠については奥が深く、今でもまだ完全に解明されていないことも多いのですが、最近の研究結果から、慢性的な睡眠不足(睡眠負債)が、人生に決定的なマイナス要因となることがわかってきたのです。

睡眠時間が人生を決定する

「眠るだけで病気が治るのなら誰も病気になんかならないよ」と怒られる方もいらっしゃるでしょう。しかし、考えてみてください。病気というのは、全身的な諸々《もろもろ》のバランスが崩れて発生するものです。個人によってさまざまに条件が異なります。しかし、すべての人に共通することは、何かの〝無理〟が身体にかかっているときに病気は発生するということです。それは広い意味でのストレスです。肉体的精神的な内面からのものもあれば、ウイルスや毒などの外側からの原因もあります。

ところが、その内外の攻撃からその身を守り、元気でいられる人たちがいます。その人たちは一様に日頃から疲れを翌日まで持ち越さないようにしています。朝の目覚めがすっきりしていて、病気になりやすい人たちと比べたときに疲労感がないのです。

その人たちは、質の良いたっぷりの睡眠で、前日の疲れを取り除いていたのです。充実した睡眠は、万病にかからないための最高の秘訣だったのです。

しかし、その前に、〈充実した睡眠〉をいかにすれば自分のものにできるのかが重要になります。

そこで、あえて、本書に『眠るだけで病気は治る！』という題名をつけました。「睡眠不足は良くない」とわかっていても、これまで生活パターンを変えられずにいた多くの方に、睡眠の重要性を再認識していただきたかったからです。今日からぜひ生活スタイルを変えてゆきましょう。

慢性的な睡眠不足が、頭脳活動の低下、湿疹、シミ、しわなどの肌の老化から、癌、認知症、糖尿病、心筋・脳梗塞、うつ病など命にかかわる病気のリスクを高め、日々の生活の質を下げていることが明らかになってきました。

ほとんどの人が、自分が危険レベルの睡眠不足（負債）であることにまったく気づいていません。豊かな人生を歩もうとして、睡眠時間をけずってがんばっていることが、実は逆に、豊かな人生から自分を遠ざけていたのです。

この本では、

睡眠不足 ↓ 理解力の低下や仕事のミス・病気・人間関係のトラブル
↓ それを補うための対策 ↓ **睡眠不足**

といった悪循環に入らないように、1日7時間睡眠をめざすことを紹介しています。と言っても、人によってはそれ以上必要な場合もありますから、この時間はあくまで目安にすぎません。本書は、どこからでも読めますから、好きなところから読んで、今晩から実行してみてください。

就寝時刻を1時間早くしたり、退社時刻を定時にするなど、ぜひ何か一つでも生活パターンを変えてみましょう。そして、本書を時々見返してください。そして睡眠の大切さを何度でも確認してください。

さあ、たっぷりの良質な睡眠で少しずつ健康を取り戻し、自由で有意義な人生を歩みましょう‼

睡眠不足による国全体の損失はOECD5カ国の中で最大

日本は、先進諸国の中でも、睡眠不足（負債）が最も深刻な国です。前述のような真面目でがんばる国民性が「寝ないでがんばった」「徹夜した」という努力を称賛とともに肯定的にとらえてきたからです。現在、慢性的睡眠不足からくる経済的損失が推定で国内総生産の約３％に相当するという事態になり、国もついに改善に乗り出し始めました。

平成二十九年八月　桜の花出版 取材班

●目次

第5章 今晩から少しずつ返済しよう 119

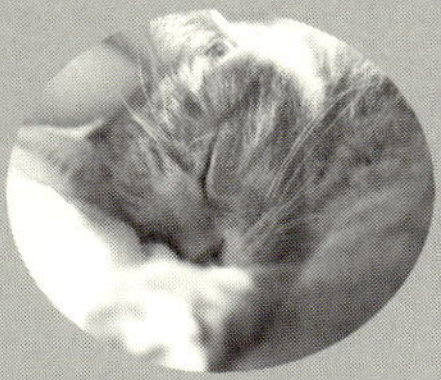

第1章　睡眠があなたの寿命を決定する！

睡眠不足が引き起こす
命にかかわる病気と突然死！

睡眠不足というと、すぐ解消できそうな気がしますが、ちょっとした睡眠不足が、日々つもりつもって「慢性的な睡眠不足」（睡眠負債）となると、どうでしょうか。慢性的な睡眠不足は、まるで莫大な借金のように自分の肩、否《いな》、命に重くのしかかっており、命にかかわる病気のリスクを高め、日々の生活の質を下げ、また、自動車事故のような人生を台無しにすることにもつながってしまうのです。

東洋医学では「未病《みびょう》のうちに治す」ということが重んじられてきました。これは、病気という結果が出てしまう前に、不健全な状態を健全な状態に戻すというものです。いまや西洋医学においても、睡眠不足を解消し未病で治す試みが注目をあびています。

自分が自覚できないうちにつもりつもった睡眠不足によって、癌や腫瘍や炎症はさらに大きく増殖し、脳も心臓も肝臓も腎臓など各臓器は機能低下へと陥ります。各種ホルモンの分泌は滞《とどこお》り、全身の不調を訴えることになります。認知症の原因物質が増え、脳に排出されない老廃物がたまると緊急事態です。睡眠不足は認知症を引き起こす大きな原因の一つとされています。また、睡眠不足は万病の元と言われる糖尿病も悪化させます。メタボリック症候群、脳血管障害、心筋梗塞のリスクも上昇させます。

うつ病と睡眠不足は深い関連があることはよく知られていますが、睡眠不足によりうつ病が発症し、うつ病により眠りたくても眠れないという状態が引き起こされ、さらにうつ病が悪化するという悪循環となります。

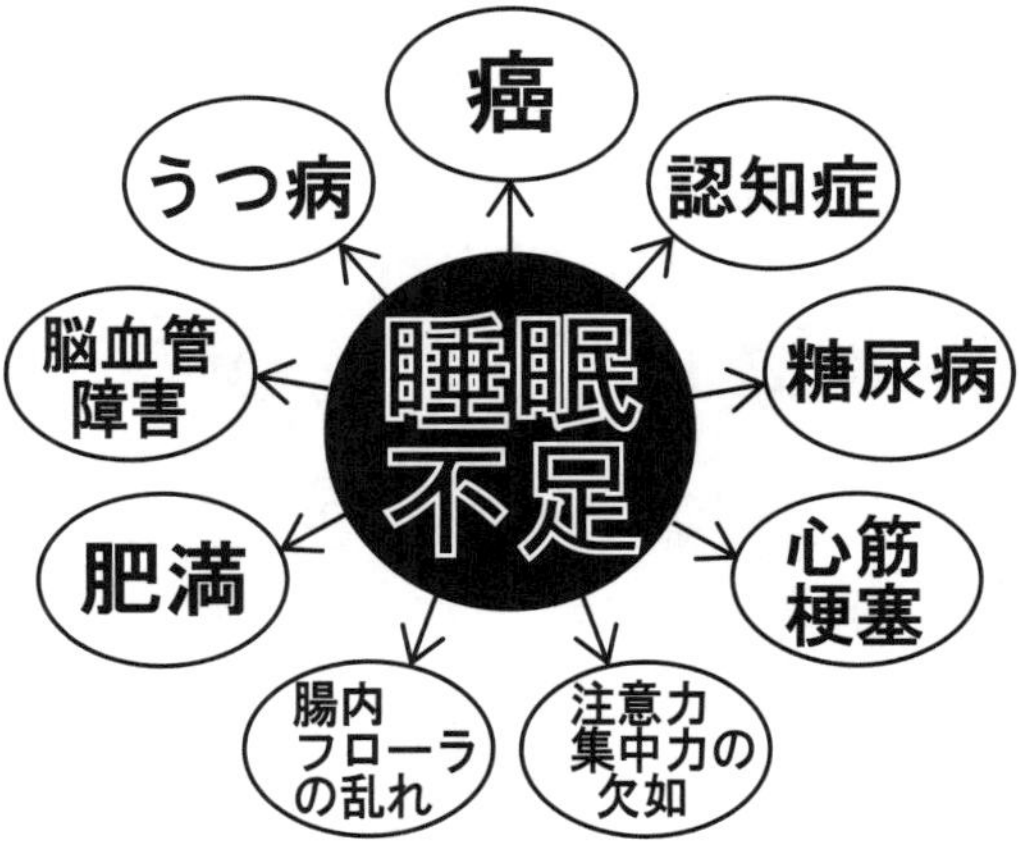

睡眠不足で身体はボロボロに！

たかが睡眠不足とあなどってはいけません。

正常な状態なら行なわれるはずの心身の修復など睡眠の大切な働きがさまたげられることで、命にかかわる病気となってしまいます。

一度、負のスパイラルに入ってしまうと、抜け出すのは容易ではありません。病気になってしまってから多大な時間や費用を使って治療するより、睡眠不足を解消し病気にならないほうが、はるかに効率的で合理的です。

家族の一人が病気になることは、周囲の多くの人の人生を変えてしまいます。これは、現実に起こってみないと実感しにくいことかもしれませんが、働き手や幼い子を持つ親の突然死、また認知症や寝たきり老人の増加は、わが国において実に深刻な問題です。

ですから、病気になる前に未病の対策をしていきましょう。

誰もがその気になれば即実行可能な健康法こそが7時間睡眠なのです。まずは、6時間を目標に挑戦したいものです。

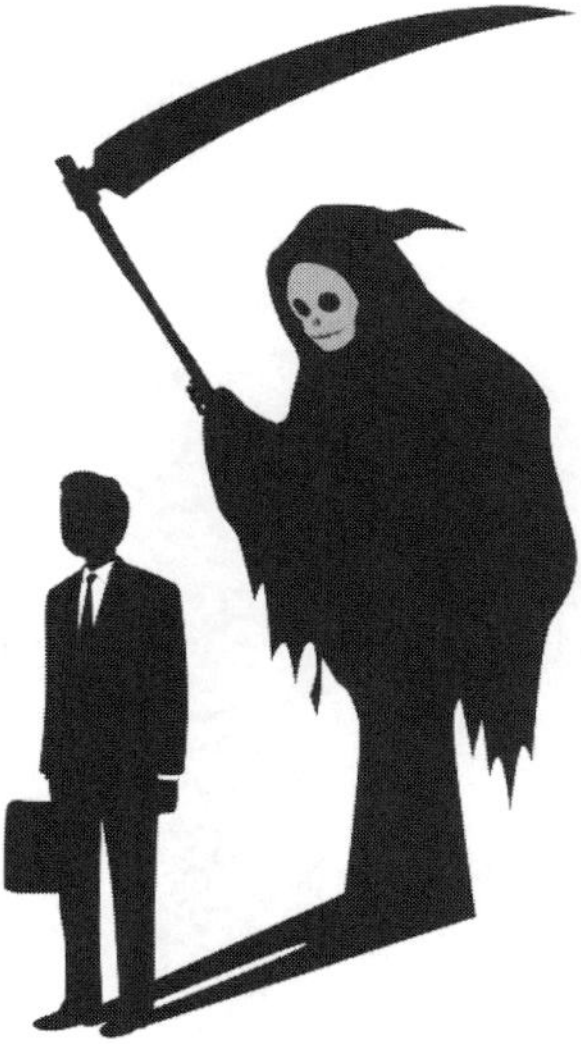

「突然死」は明日かも！

睡眠不足が招き寄せた死神が、もうすでにあなたの後ろにいるかもしれません。

睡眠不足は人生のミスを引き起こす

ワシントン州立大学のハンス・ヴァン・ドンゲン教授は、睡眠不足が脳に与える影響について研究し、次のように発表しています。

教授は、睡眠時間と注意力と集中力の関連を調べるため、徹夜したグループ（その後仮眠）と、4時間、6時間、8時間睡眠のグループとに分けて実験を行ないました。その結果、徹夜したグループは、徹夜2日で急速に注意力と集中力が低下しました。一方、6時間以下の睡眠のグループは、急速な低下こそなかったものの、2週間後には、2日間徹夜したグループと同じ状態にまで注意力と集中力が低下したという結果が出たのです。

6時間睡眠をたった2週間続けただけで、これほどの疲労蓄積があったことは驚きです。しかも、もっと問題なことに、6時間睡眠をとったグループでは眠気はあまり感じず、自分の注意力や集中力の低下に対する自覚がなかったのです。

日本の働き盛りの世代ならば、6時間睡眠は当たり前でしょう。5時間睡眠の人もザラにいます。2日も徹夜したならば、眠くてたまらず、自動車の運転も自重するでしょうが、「6時間睡眠の場合は眠気が起こらなかった」という実験結果は、自覚のないまま睡眠不足が進行していることを示しており、睡眠不足(負債)を原因とする命にかかわるような事故が日常的に起こっているということを意味しているのです。

ついうっかりのミスも、つい見逃したのも、自分では原因がわからなかった大きなミスも、実は睡眠不足が原因だった可能性が高いのです。

人生では、なぜあんなことをやってしまったのだろう、なぜあんなことを引き受けてしまったのだろう、なぜあんなことを言ってしまったのだろうと思うような、痛恨の判断ミスが起こることがあります。その多くに睡眠不足（負債）が大きく原因している可能性が出てきたのです。

そのミスが、あとあと尾を引いて、取り返しがつかないことになる前に、今すぐ睡眠不足（負債）を解消しましょう。

人生は「急がば回れ」です。睡眠をたっぷりとったからといって人生が逃げていくことはないのです。それどころか、今まで以上に充実した質の良い一日を過ごせるようになるに違いありません！

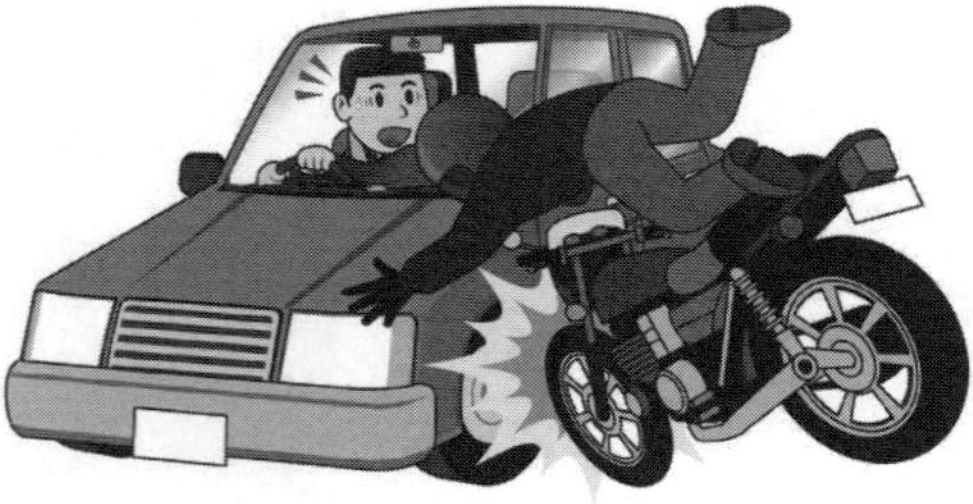

後悔先に立たず！

2016年に全国で起きた交通事故による 死者数は3,904人。年間の死者数が4,000人を下回ったのは、1949年以来、67年ぶりです。全体の死亡者数は減少傾向にあるものの、依然年間約4,000人もの方が交通事故で亡くなっています。負傷者はその何十倍もいます。その原因に睡眠不足による判断力の低下や体調不良、認知症の発症があげられています。

日本全体が睡眠不足（負債）

「昔は徹夜して〇〇したものだ」「もう何日も寝ていない」寝ていないということを、自慢にしていた時代がありました。しかしまだ、過去のものになってはいません。過労死という言葉も、死語になるどころか、いまだに事件としてニュースになるほどです。宅配便の過酷な就労実態も話題になったばかりです。

日本の高度成長を支えたモーレツ主義は以前に比べれば影を潜めたとはいえ、過酷な労働を強いるブラック企業はあとを絶ちません。過労死問題は解消に向かうどころか、より深刻になっています。

平成27年7月に国会で「過労死等の防止のための対策に関する大綱」が閣議決定されました。

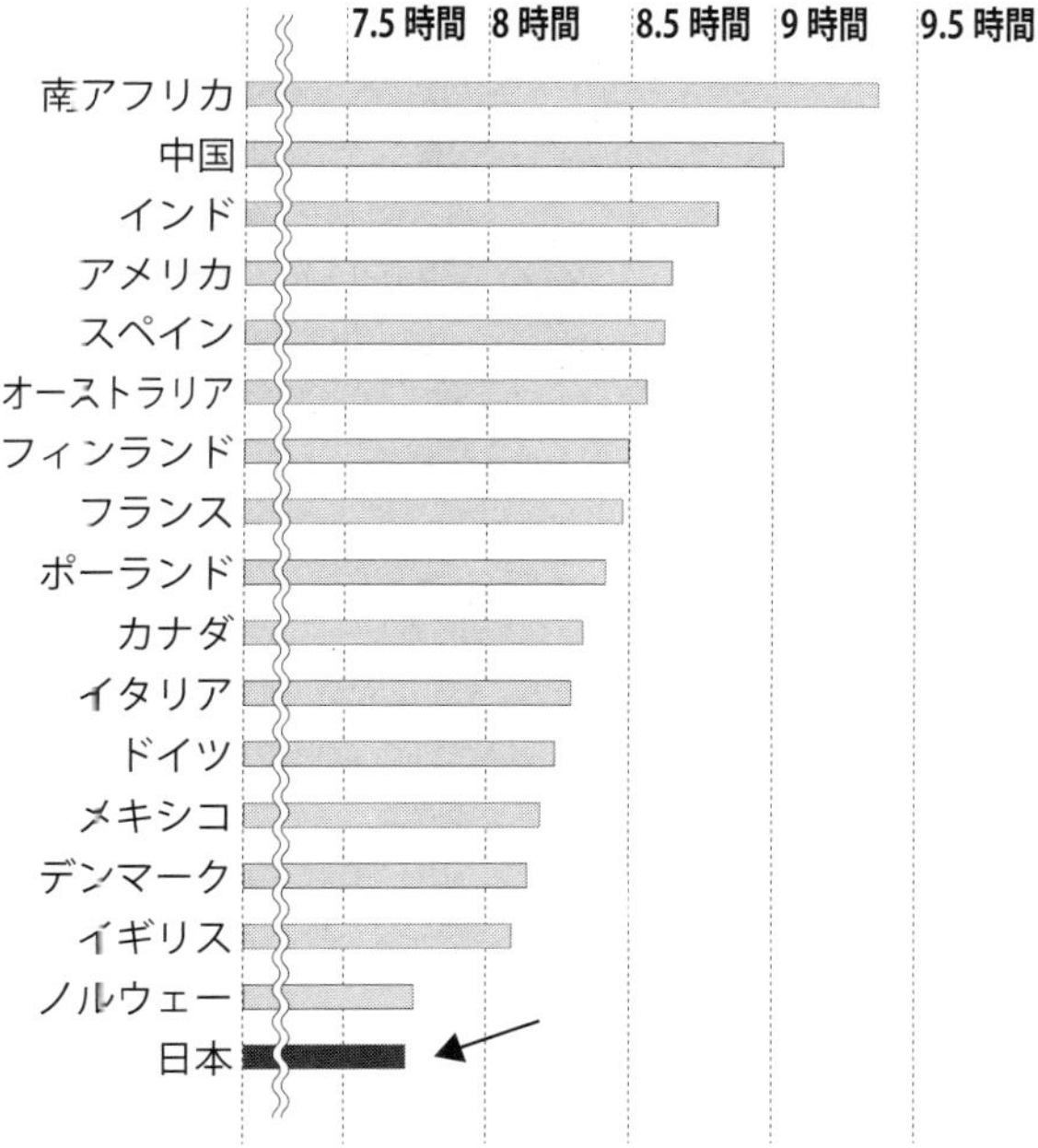

OECD 報告書（2014 年）

世界でも睡眠時間の短い日本

日本は、世界でも目立って睡眠時間が短い国で、自ら睡眠不足を自覚しにくい環境です。厚生労働省の最新調査では、平均睡眠時間は男性6.44 時間、女性 6.32 時間とさらに短くなっています（「平成27 年国民健康・栄養調査結果の概要」）。43 頁参照過労死をゼロにし、健康で充実して働き続けることのできる社会の実現をめざしたものです。しかし、実態はなかなか改善されません。平成27年度の精神疾患にかかわる労災請求（過労死）は請求件数が１５１５件、決定件数が１３０６件で、補償支給件数は４７２件にすぎません。一方、日本の自殺者数は、平成15年の約３５０００件をピークに、減少傾向にあるものの、平成28年でも２００００人を超えています。

日本では、ある程度の過剰労働を常識として社会が受け入れているので、ドイツなどのように9時～5時で退社する習慣がなかなか一般化しません。その結果、帰宅が遅くなり、睡眠時間をけずることへと悪影響しているのです。

この本を読んでいらっしゃる皆さんも、「寝られるんだったら寝ているよ」「仕事が片付かないのだからしょうがない」「今日のことしか考えられない」「睡眠の質を悪くすると言われても、夕飯ぐらいゆっくり時間をかけて肉類たっぷりで酒も飲みたいじゃないの！」とおっしゃるでしょう。

しかしながら、睡眠不足による心の偏《かたよ》りを生じさせていると、過労状態であることすら自覚できず、ましてやその環境から逃れることすらできなくなるのです。冷静な判断力も実行力もなくなってしまうからです。睡眠不足（負債）は、小さな芽のうちに摘んでおかないと、取り返しのつかないことになってしまいます。

仕事では、新しい目標は次々と出てきます。このプロジェクトが終わったら休もう、これが終わったら少し休もうと走り続けていると、身体は、すでに疲労を感じられないくらいに疲労困憊《こんぱい》していることになりかねません。本人はそのことすら気づかなくなっているのです。

バブル期以降、日本語の「過労死(karoshi)」という言葉が世界でもそのまま使用されるようになりました。実は、あなたの体も睡眠不足を我慢しているかもしれません!

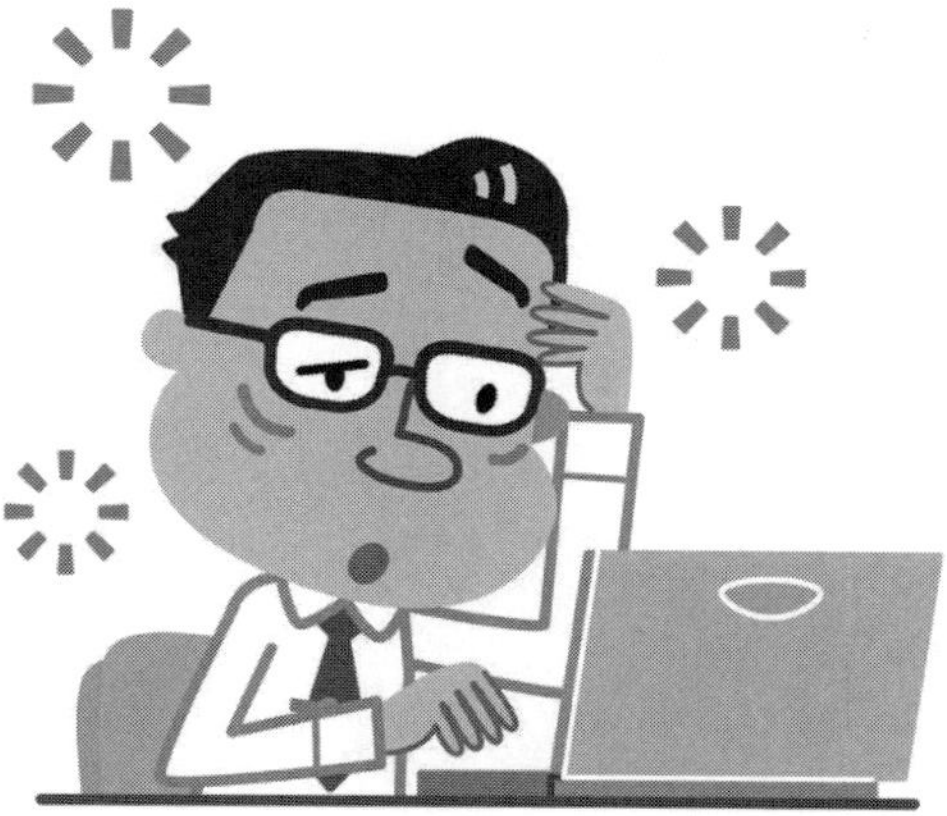

「24 時間戦えますか？」はムリ！

イケイケのバブル絶頂期、CM で、「24 時間戦えますか？」というキャッチコピーが流行りました。

そんなこともできそうに感じるくらい、皆がガムシャラな時代でした。

学生時代スポーツ部では、練習中に「水は飲むな」と言われた時代もありました。

今は、医学の研究が進み、睡眠もスポーツ時における水分補給の大切さも広く知られるところとなりましたが、まだまだ、日本人は休むことも仕事の一つとは割り切れず、休むことに罪悪感を感じる人が多く存在します。

睡眠不足でキレる子が増加

日本は、世界でも目立って睡眠時間が短い国で、自ら睡眠不足を自覚しにくい環境です（31頁のグラフ参照）。つまり、よほど睡眠時間の確保に気を配っている人でないと、日本人は睡眠不足の可能性が高いのです。

そのおとなの生活リズムの影響により、おとなより多くの睡眠を必要とする子供が睡眠不足なのが心配です。睡眠は脳と密接にかかわっているため、子供の睡眠不足は脳の発達に大きな悪影響が出るとされています。

ところが、日本の子供たちの睡眠時間は世界で最も短いのです。米セント・ジョセフ大学のミンデル教授が２０１０年、０～３歳の子供の睡眠時間を調査したところ、日本の子供が17カ国中で最も短く、11・６時間で、最長のニュージーランドの13・３時間より2時間も短かったとのことです。

以前は、「まだ寝たくない」と子供がぐずっても、親は「もう寝なさい」と叱ったものです。しかし、街中に24時間営業のコンビニがあり、小学生もスマホを持つ時代となり、小学生や中学生で、睡眠不足から授業中での居眠り、ささいなことでキレるといったことが問題となっています。

睡眠には脳内の記憶を整理し定着させる働きがありますが、充分に睡眠時間をとった子供は成績が良い、というデータが各国で出ています。子供の睡眠時間と成績の関係についての報告として、広島県教育委員会による2003年の「『基礎・基本』定着状況調査報告書」が有名です。

これによると、小学5年生を対象に、睡眠時間と国語と算数の試験結果を比較したところ、国語52点、算数54点と最も悪かったグループは、睡眠時間が5時間以下でした。一方、一番成績の良かったグループは睡眠時間が8時間から9時間のグループで、国語70点、算数74点と、なんとその差は約20点もありました。全体の傾向として、睡眠時間が長いグループほど成績が上がるものの、10時間を超えると逆に成績は下がりました。

また、２０１７年にハーバード大学から発表された研究によると、ハーバード大の18～24歳の大学生61人を対象にした30日間の睡眠状況の調査で、毎日の睡眠のリズムが一定している学生のほうが、平日の寝不足を週末に寝だめする学生より成績が良かったということです。受験勉強については、東大卒で経済評論家の山崎元さんは、「眠くなったらいさぎよく寝る」を心がけ、ライブドア元代表取締役の堀江貴文さんは、10時間も眠ったそうです。

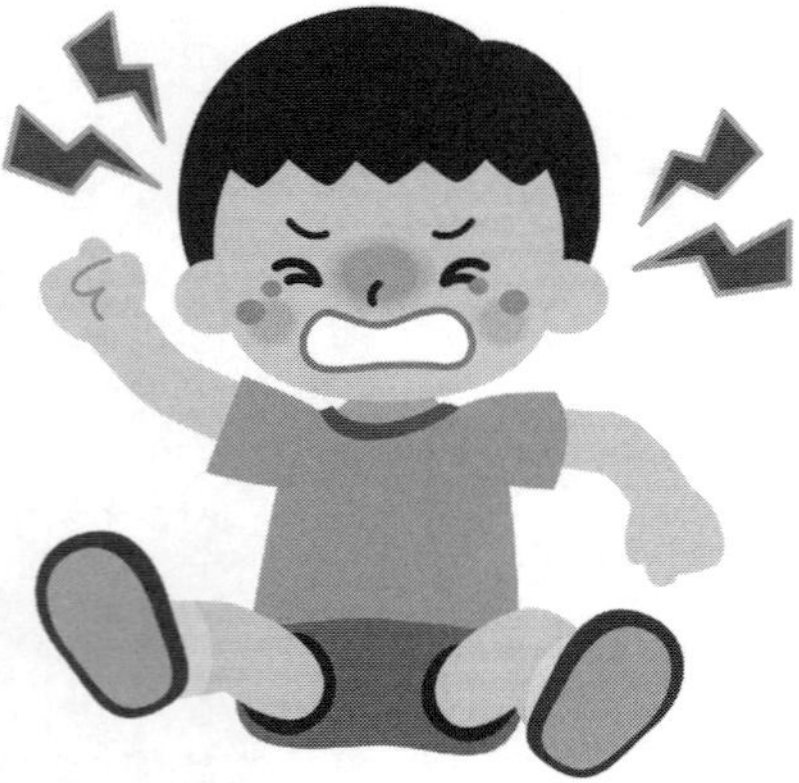

すぐにキレる子供が増えている！

最近では、子供が生まれても生活時間をおとなに合わせる家庭が増えています。小さい子ほど長時間の睡眠が必要ですが、睡眠不足になると、セロトニンというホルモンが不足するため、常にイライラしてキレやすい、疲れやすい、集中力や注意力がないなどさまざまな影響が出てきます。

学童期になると学力低下や問題行動が増えることもあります。

国策としての睡眠不足解消政策とは

米国のシンクタンク「ランド研究所」が2016年11月に発表したところによると、日本人の睡眠不足を原因とした年間の経済的損失（死亡率の上昇や生産能率の低下）は、国内総生産（GDP）の約2・92％にあたる1380億ドル（約16兆円）の巨額に上ることがわかりました。これは、GDPに対する割合でみると、OECD加盟5カ国（日、米、英、独、加）で最大、損失額でも2位です。1人当たりでは断トツ1位です。「ランド・ヨーロップ」の試算では、1日6時間未満の人が睡眠時間を6～7時間に増やすと、日本経済に7570億ドルのプラス効果があるそうです。

損失額では、米国が年間4111億ドル（GDPの2・28％）で第1位、ドイツは600億ドル（同1・56％）、英国は500億ドル（同1・86％）、カナダは２１４億ドル（同１・35％）でした。米国の、米疾病管理予防センターは、日本よりうんと眠っているにもかかわらず米国の成人の３分の１以上が慢性的な睡眠不足に陥っており、このため睡眠不足は公衆衛生問題であると宣言しています。これは推測ですが、たぶん肥満が原因だろうと思われます。

わが国の厚生労働省が発表した「平成27年国民健康・栄養調査」では、１日の平均睡眠時間は、男女とも６時間以上７時間未満が最も高く、平均睡眠時間

成人の睡眠時間の割合

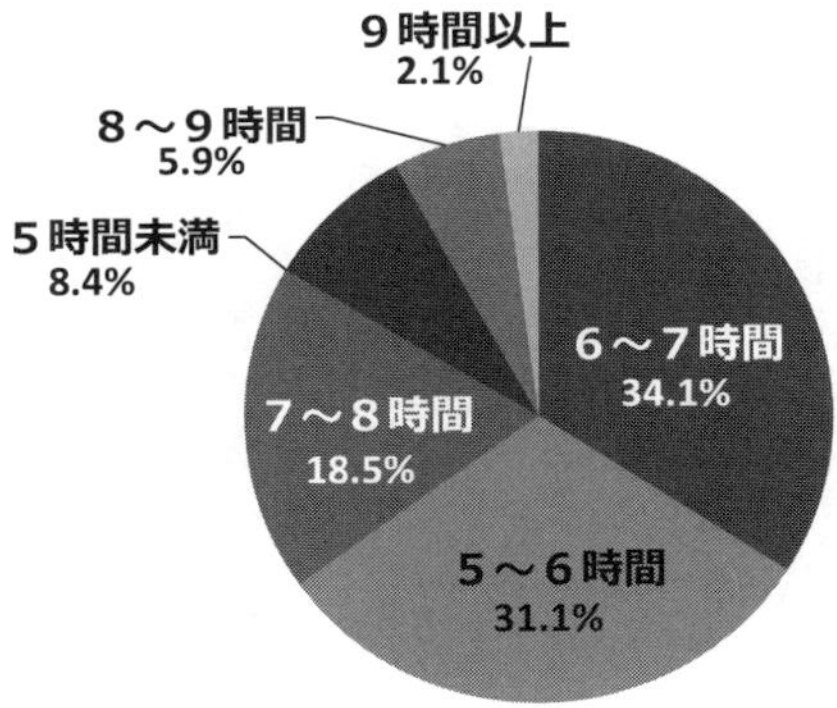

6時間未満の割合については平成19年以降有意に増加しています。睡眠の質に関する項目については、平均睡眠時間6時間未満では、男女とも「日中、眠気を感じた」が最も高く、それぞれ44・5％、48・7％となっています。

そこで、厚生労働省は、「勤務間インターバル」制度を作り、企業に補助金を出すなど、睡眠時間確保に乗り出しています。厚生労働省によると、「勤務間インターバル」とは、勤務終了後、一定時間以上の「休息期間」を設けることで、働く人の生活時間や睡眠時間を確保するものです。健康や人生における充実感の確保策として今後の動向が注目されています。

勤務間インターバルの導入に取り組んだ企業に、その実施に要した費用の一部を助成する「職場意識改善助成金制度」も作られました。

勤務間インターバルを導入した場合の変化

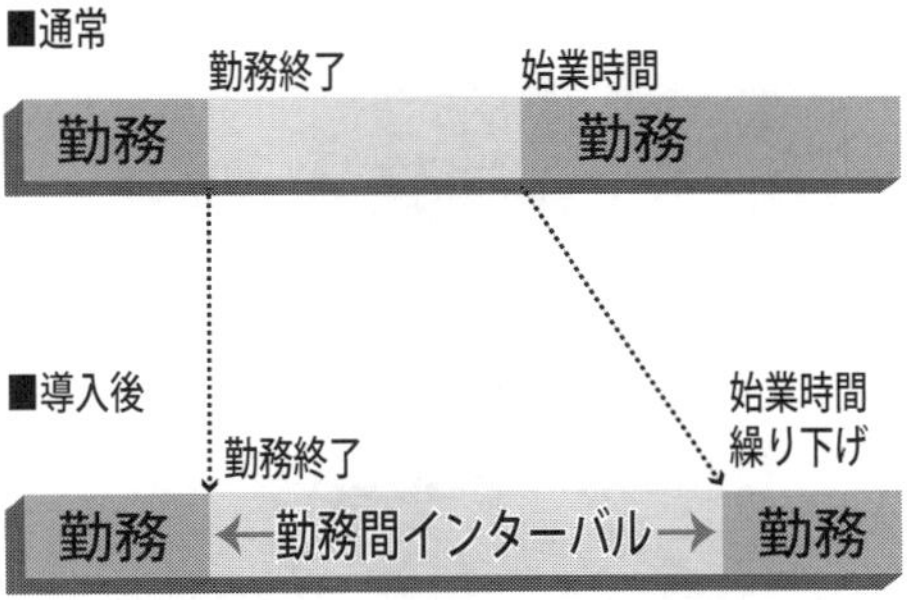

国も国民の睡眠確保に乗り出す

「勤務間インターバル」という言葉をご存知でしょうか。「勤務間インターバル」は、勤務終了後、一定時間以上の「休息期間」を設けることで、働く方の生活時間や睡眠時間を確保するものです。労働者が日々働くにあたり、必ず一定の休息時間を取れるようにするというこの考え方に関心が高まっています。（厚生労働省ホームページより）

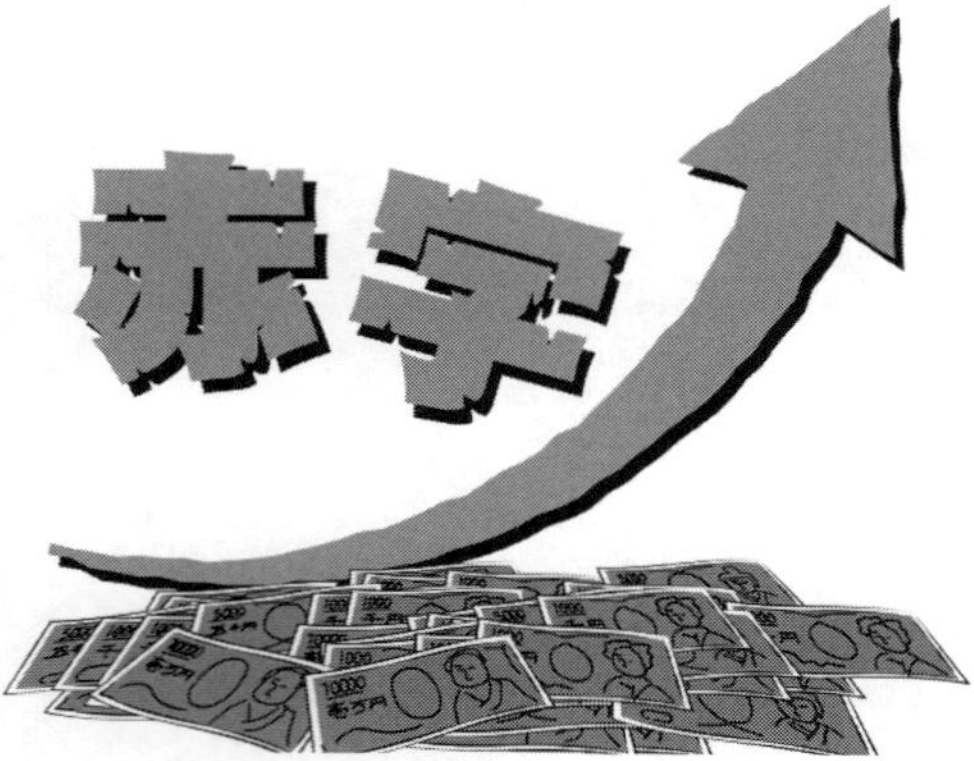

睡眠不足で日本は約 16 兆円を損失！

睡眠不足を原因とした日本の国家レベルの経済的損失は、年間で国民総生産（GDP）の約 2.92% にあたる 1380 億ドル＝約 15 兆 9638 億円（2017 年 1 月 4 日現在）に達しています。

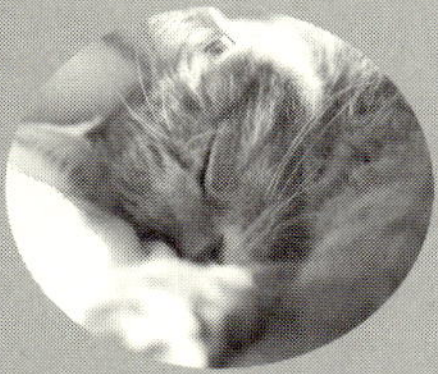

第2章　あなたもきっと慢性睡眠不足

睡眠不足は自覚できない

国立精神・神経医療研究センターは、２０１６年10月26日、現代人の多くが自覚できない睡眠不足（潜在的睡眠不足）を抱えている危険性を明らかにし、この潜在的睡眠不足を解消することにより、眠気だけでなく、糖代謝、細胞代謝、ストレスへの反応などに関わる内分泌機能が改善することを発表しました。

この研究は、同センター精神保健研究所精神生理研究部の北村真吾室長、三島和夫部長などのグループによるものです。研究成果は「Scientific Reports」（２０１６年10月24日付）に掲載されました。

研究は、健康な成人男性15名（平均年齢23・4歳）を対象に行なわれました。

まず、実験の前に、2週間にわたって自宅でいつも通り睡眠をとってもらい、

【甲状腺刺激ホルモン】甲状腺ホルモン（新陳代謝を盛んにし体温調整を行なう）の量を調整。体内時計や睡眠と·覚醒のリズムと連動して分泌される。
【遊離サイロキシン】甲状腺から分泌されるホルモンの一つサイロキシンのうち１％程度で、血液中でタンパク質と結合せずホルモンとして働くもの。

その後、実験室内で９日間、就床時間（寝床で横になっている時間）を12時間に延長し充分な睡眠がとれるようにして、実際に寝た時間から必要睡眠時間を試算。これを、実験前の睡眠時間と比較しました。

その結果、自宅での習慣的睡眠時間は平均７時間22分、試験中の必要睡眠時間は平均８時間25分で、この時間差が自覚していない睡眠不足（潜在的睡眠不足）、つまり、１日当たり必要な睡眠時間に平均１時間不足していたと結論づけています。

睡眠をいつもより長くとった後には、眠気が解消しただけではなく、空腹時血糖値が低下したり、基礎インスリン分泌能力が向上したり、甲状腺刺激ホルモンや遊離サイロキシン濃度が上昇した、副腎皮質刺激ホルモン

【副腎皮質刺激ホルモン】ストレスを感じると、脳下垂体から分泌され、コルチゾールの分泌をうながす。【コルチゾール】副腎皮質で作られるステロイドホルモンの１つ。主にストレスと低血糖時に分泌され、過剰になると免疫力が低下、血糖値の上昇・高血糖をもたらす。

やコルチゾール濃度が低下したなど、糖代謝、細胞代謝、ストレスに対する反応などに関わる内分泌機能が有意に改善したといいます。

この報告は、「試算された1日当たり1時間の睡眠不足は被験者の心身機能に負担となっているにもかかわらず、眠気などの症状が乏しいために本人はその存在を自覚できない潜在的睡眠不足(potential sleep debt)と命名し、臨床上および公衆衛生学上留意すべき危険な睡眠習慣として注意を喚起したいと思います」と結ばれています。

睡眠不足の有無は眠気では判断できないこと、自覚症状がなくとも睡眠不足は心身に大きな負担となり、私たちの健康や幸せな生活を蝕んでいることがわかります。

治療が必要な睡眠障害と慢性的睡眠不足は違う

主な睡眠障害

1．睡眠関連呼吸障害
睡眠中一時呼吸が止まるなど呼吸の異常がある。

2．睡眠関連運動障害
睡眠中や睡眠の前後に手足の一部が勝手に動いたり、異常な感覚がある。

3．中枢性過眠症
夜に充分な睡眠をとっているのに、日中に居眠りする。

4．概日リズム睡眠・覚醒障害
睡眠には異常がないのに、望ましい時間帯に眠れず眠ってはいけない時間帯に眠ってしまう。

5．睡眠時随伴症
眠りながら異常な行動をしてしまう。

6．不眠症
眠ろうとしても眠れない、あるいは、夜の睡眠で疲れがとれない。（1 ～ 5 が原因でないもの）

（日本精神神経学会 HP 参照）

睡眠不足診断テスト

いくつか睡眠状況を知るための自己診断をご紹介しましょう。

①**〈アテネ不眠尺度〉**は、世界保健機関（ＷＨＯ）が中心となり設立した「睡眠と健康に関する世界プロジェクト」が作成した国際規格の不眠症判定法です。（56、57頁）

②**〈エプワース眠気尺度〉**は、日中の眠気を評価するためのものです。睡眠時無呼吸症候群や過眠症などの診断に用いられます。（58、59頁）

③**睡眠時間チェック**　時間を意識せずに寝られる環境（日光が入らない、時

計がない）を作って寝た場合、どのくらい睡眠時間が延長するか？　通常より2時間以上睡眠時間が伸びたときは、慢性的な睡眠不足の可能性があります。

④起きてから4時間後の眠気チェック　起床してから4時間後は、本来なら体が一番活発に活動している時間ですので、その時に眠気を感じるかどうかをチェックします。

⑤就寝から入眠までの時間チェック　睡眠時間が充分足りていれば、布団に入ってすぐに眠りに落ちずに、入眠までまどろむ時間があります。

アテネ不眠尺度

次に示す8項目で、過去1ヶ月間で少なくとも週3回以上経験したものについて、選んでください。

問1. 寝つき（布団に入ってから眠るまでの時間）は？
・いつも寝つきはよい（0点）
・いつもより少し時間がかかった（1点）
・いつもよりかなり時間がかかった（2点）
・いつもより非常に時間がかかったか、まったく眠れなかった（3点）

問2. 夜間、睡眠途中に目が覚めることは？
・問題になるほどではなかった（0点）
・少し困ることがあった（1点）
・かなり困っている（2点）
・深刻な状態か、まったく眠れなかった（3点）

問3. 希望する起床時間より早く目覚め、それ以上眠れないことは？
・そのようなことはなかった（0点）
・少し早かった（1点）
・かなり早かった（2点）
・非常に早かったか、まったく眠れなかった（3点）

問4. 総睡眠時間は足りているか？
・十分である（0点）
・少し足りない（1点）
・かなり足りない（2点）
・まったく足りないか、まったく眠れなかった（3点）

問 5. 全体的な睡眠の質についてどう感じているか？
・満足している（0点）
・少し不満（1点）
・かなり不満（2点）
・非常に不満か、まったく眠れなかった（3点）

問 6. 日中の気分はどうか？
・いつも通り（0点）
・少しめいった（1点）
・かなりめいった（2点）
・非常にめいった（3点）

問 7. 日中の身体的および精神的な活動については？
・いつも通り（0点）
・少し低下した（1点）
・かなり低下した（2点）
・非常に低下した（3点）

問 8. 日中の眠気はどうか？
・まったくない（0点）
・少しある（1点）
・かなりある（2点）
・激しい（3点）

※判定

選んだ項目にある点数をすべてたします。
その合計点で、
1～3点　→　睡眠障害の心配はありません。
4～5点　→　不眠症の疑いが少しあります。
6点以上　→　不眠症の疑いあります。
専門家に相談が必要です。

エプワース眠気尺度

どのような時に、どれくらい眠気を感じるか、日中の眠気を評価するためのテストです。

問 1. 読書をしているとき、眠ってしまうことは？
・眠くなることはめったにない（0 点）
・ときどきは眠くなる（1 点）
・眠くなることが多い（2 点）
・いつも眠くなる（3 点）

問 2. テレビを見ているとき、眠ってしまうことは？
・眠くなることはめったにない（0 点）
・ときどきは眠くなる（1 点）
・眠くなることが多い（2 点）
・いつも眠くなる（3 点）

問 3. 人の大勢いる場所で座っているとき（会議や映画館など）に眠ってしまうことは？
・眠くなることはめったにない（0 点）
・ときどきは眠くなる（1 点）
・眠くなることが多い（2 点）
・いつも眠くなる（3 点）

問 4. 他の人が運転する車に 1 時間くらい休憩なしでずっと乗っているとき、眠ってしまうことは？
・眠くなることはめったにない（0 点）
・ときどきは眠くなる（1 点）
・眠くなることが多い（2 点）
・いつも眠くなる（3 点）

問 5. 午後、横になって休んでいるとき、眠ってしまうことは？
・眠くなることはめったにない（0 点）
・ときどきは眠くなる（1 点）
・眠くなることが多い（2 点）
・いつも眠くなる（3 点）

問 6. 座って人と話しているとき、眠ってしまったことは？
・眠くなることはめったにない（0 点）
・ときどきは眠くなる（1 点）
・眠くなることが多い（2 点）
・いつも眠くなる（3 点）

問 7. お酒を飲まず、昼食後、静かに座っているとき、眠ってしまうことは？
・眠くなることはめったにない（0 点）
・ときどきは眠くなる（1 点）
・眠くなることが多い（2 点）
・いつも眠くなる（3 点）

問 8. 自分で車を運転していて、渋滞や信号待ちのときに眠ってしまったことは？
・眠くなることはめったにない（0 点）
・ときどきは眠くなる（1 点）
・眠くなることが多い（2 点）
・いつも眠くなる（3 点）

※判定

選んだ項目にある点数をすべてたします。

合計点数が 11 点以上の場合、何かの病気が原因で強い眠気が起こっている可能性があります。

内科医や専門医を受診することをおすすめします。

◎重要ポイント

あなたが本当に必要な睡眠時間を知りましょう

◎眠気などの自覚症状がなくても、実は睡眠時間が足りておらず、心身の機能に悪影響を与えている可能性があることがわかってきました。

◎日常、自分がどれほど睡眠不足かチェックしてみましょう！

◎睡眠が足りていれば、日常感じている体の不調や悩み、心のモヤモヤ、仕事の能率の悪さや失敗、大きな失敗や病気も解消する可能性が高いです。

◎睡眠不足と似た症状でも、時間があっても眠ることができない「睡眠障害」は治療が必要な病気です。日中に眠気をおぼえるなどの症状がある場合には、内科医や睡眠の専門医を受診しましょう。

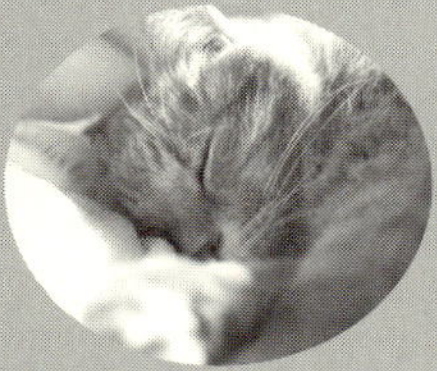

第3章　睡眠不足は万病の元

睡眠不足で「癌が急増」

睡眠には「免疫力を高める」という重要な働きがあります。

免疫とは人間の体に備わっている自己防衛機能で、とても精巧にできている仕組みです。白血球の中にある顆粒球、マクロファージ、リンパ球など、いくつもの免疫細胞が協力しあって働き、体に害となる〝異物〟を24時間監視し撃退することで体を守ってくれているのです。人間にとって害となる細菌やウイルスの侵入を防いだり、自分の体内にできた癌細胞などの有害な細胞を排除するのも、免疫の働きです。

癌細胞は、体の細胞中の遺伝子が何らかの原因で突然変異を起こすことで生まれます。健康な人でも、毎日数千個もの癌細胞が体内で作られているといわれます。癌を発症せずにすんでいるのは、作られた癌細胞の大半が免疫細胞によって排除されるためです。

米国シカゴ大学のデービッド・ゴザル教授の研究によると、睡眠不足によって癌細胞増殖が加速したことが確かめられました。

睡眠中に頻繁に起こして寝不足の状態にしたマウスに癌を移植したところ、4週間後には、普通の睡眠をとったマウスと比べて、癌が2倍に増殖したことが確かめられました。教授によると、睡眠の質の低下により免疫システムがうまく働かなくなり、結果として癌細胞が活発に増殖してしまったというのです。

また、東北大学の男女それぞれ2万人以上を対象とした追跡調査でも、いつも7時間以上寝ているグループに比べ、6時間以下しか寝ていないグループでは、男性で前立腺癌の発症率が１・38倍、女性では乳癌の発症率が１・67倍に増加していたということです。他の癌については今のところ明確なデータはありませんが、免疫の働きを考えると、充分な睡眠をとることによる免疫力アップは癌の予防に欠かせないといえるでしょう。

睡眠不足によって免疫力が落ちることを明らかにした他の研究には、カリフォルニア大学サンフランシスコ校のアーリック・プレイザー博士による、睡眠時間が６時間以下の人は、７時間以上の人に比べて４・２倍風邪をひきやすかった、Ｂ型肝炎の予防接種の有効性も、６時間以下の人は７時間以上の人の10分の１にも満たなかった、というものがあります。予防接種をしても睡眠不足だと、病原体に対する抗体が充分に作られないのです。

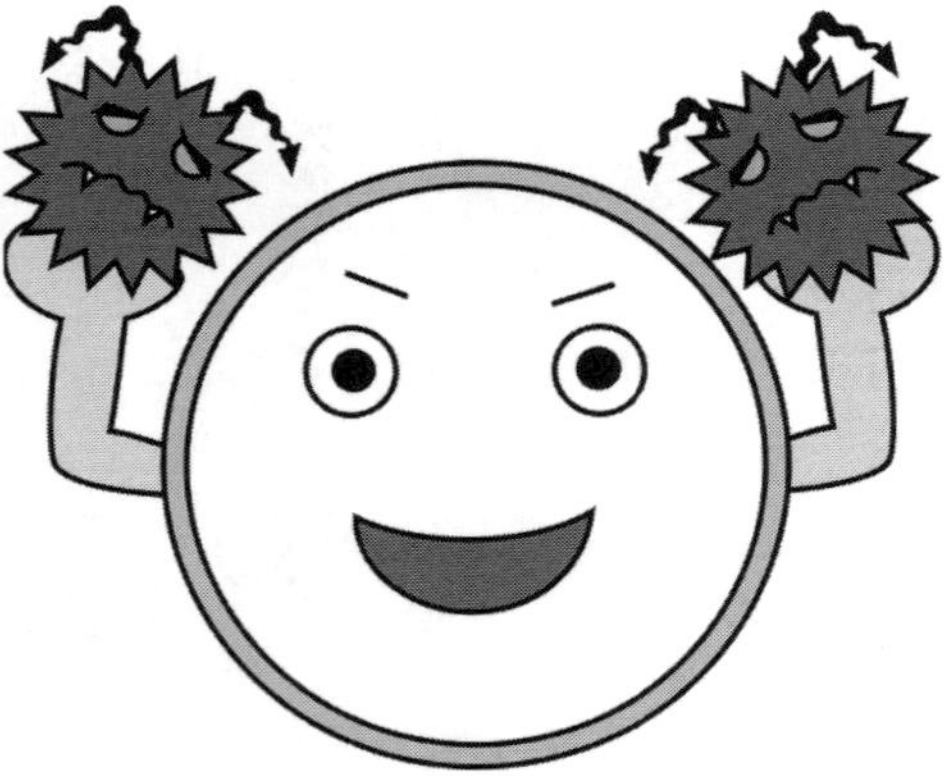

免疫機能が正常なら癌を撃退！

睡眠には「免疫力を高める」という重要な働きがあります。免疫とは人間の体に備わっている自己防衛機能で、病原菌やウイルスなどの侵入を防いだり、癌細胞など体内にできた害をもたらす細胞を除去する仕組みです。

怪我などを修復する自己再生能力も、睡眠によって高まります。

睡眠不足が「認知症を引き起こす」

認知症の一つであるアルツハイマー病は、脳にアミロイドβ《ベータ》やタウ・タンパク質などの老廃物がたまることと深く関連しています。これらのタンパク質によって神経細胞が傷つけられ、脳が委縮していくのです。

アミロイドβが脳にたまる原因については、まだ明確なことはわかっておらず、世界中で研究中です。

米国スタンフォード大学睡眠生体リズム研究所の西野精治所長は、3週間にわたって睡眠を制限したマウスと、制限しないマウスの脳を比較し、前者にアミロイドβが大量に蓄積していたことを突き止めました。

アミロイドβは正常なマウスでも発生しているのですが、毎日眠っている間に脳から排出されます。しかし、睡眠時間が充分でない場合は、アミロイドβが充分排出されず脳内にたまっていくのです。

人間でも同様の研究が進んでいます。米ウィスコンシン大学マディソン校のバーバラ・ベンドリン博士らは、睡眠の質の低さや睡眠障害、昼の眠気などのある人は、アミロイドβや病変したタウ・タンパク質などの脊髄液における値が高いことを、男女１０１人(平均年齢63才)の調査から明らかにしています。

ワシントン大学などの研究チームは、健康な中年の成人を対象とした調査で、たった一晩の質の悪い睡眠によってアミロイドβが10パーセント増え、継続的に１週間の睡眠不足が続くとタウ・タンパク質が増えたことを報告しています。この実験では、軽い刺激を与えて深い睡眠を妨げただけで、睡眠時間はいつもと変わりませんでした。しかし、被験者は翌朝、疲れが残っている、スッキリしないという自覚症状がありました。短期間の睡眠不足は回復しますが、慢性的睡眠不足となると問題は深刻です。

また、最新の研究で、アミロイドβの蓄積は、認知症発症の20～30年前から始まっているということがわかってきました。つまり、認知症は高齢者だけでなく、働き盛りの世代から対処しておくべき問題なのです。

アルツハイマー型認知症の発症に加齢や遺伝が関係することは明らかになっていましたが、近年、糖尿病や高血圧などがあるとアルツハイマー型認知症になりやすいことが確認されました。認知症予防には、生活習慣の改善、中でも睡眠の質と量の改善が急務なのです。

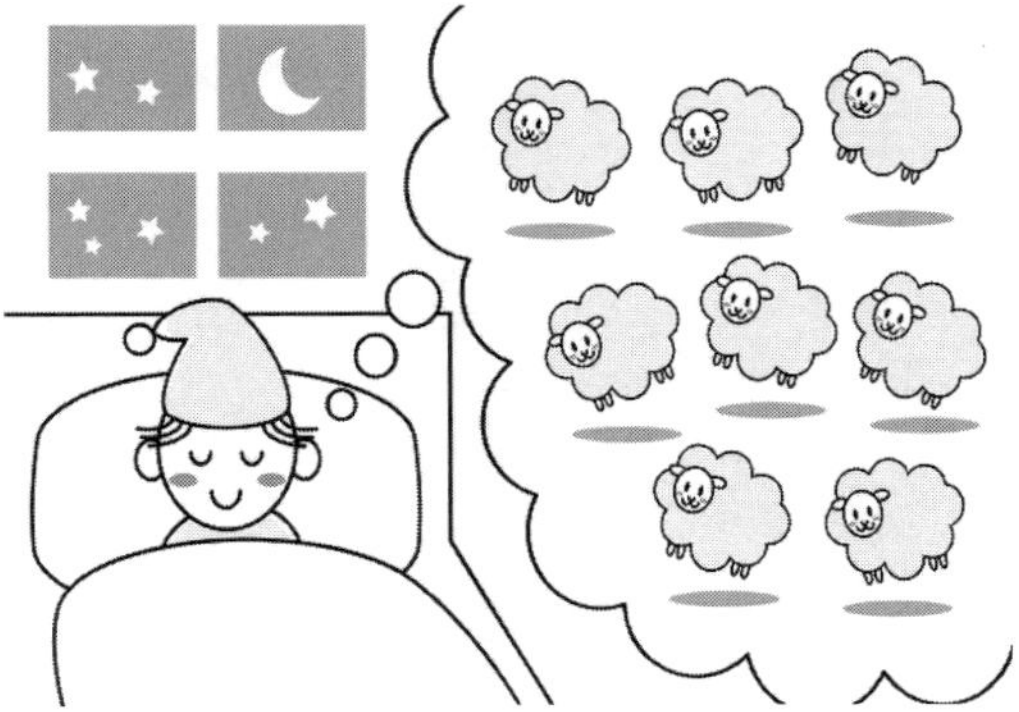

睡眠不足は認知症を招く

認知症の一つであるアルツハイマー病は、脳にアミロイドβ《ベータ》やタウ・タンパク質などの老廃物がたまることと深く関連しています。脳の神経を傷つける認知症の原因物質は睡眠中に脳から排出されますが、睡眠不足になると充分に排出されずに蓄積されていきます。

アミロイドβの蓄積は若いころから始まっています。認知症予防には、睡眠の質と量の改善が急務です。

睡眠不足は「怒りや不安を増大させる」

睡眠不足だと、大脳辺縁系にある「扁桃体」が活性化することがわかっています。アーモンド型をした扁桃体は、好き嫌いなどの感情や、恐怖、不安、緊張、怒りなどをつかさどっているところです。いわば、危険を察知し、身を守るために欠かせない、本能と直結する部分なのです。

扁桃体は、前頭前皮質と神経でつながっています。前頭前皮質は、人間で大きく発達した頭脳活動を行なう場所で、扁桃体の活動を抑制し、感情を落ち着かせて、どう対応するかを冷静に判断し決定します。

ところが、睡眠不足だと、この前頭前皮質の活動が低下してしまうのです。また、感情を落ち着かせるセロトニンなどのホルモンも、睡眠不足だと低下してしまうので、ますます感情に抑えがきかなくなります。

そうすると、扁桃体の活動はちょっとしたことに過剰に反応し、私たちは怒りや不安、恐怖をあらわにするようになります。子供だけでなく、大人たち、中でも忙しくストレスの多い中年世代にキレやすい人が増加している背景には、寝不足による扁桃体の過剰反応があります。

突然、激しい不安や動悸、ふるえ、息切れなどの発作が起きるパニック障害にも、扁桃体などの過活動と前頭前皮質の活動の低下が関係していることが、近年わかってきました。

また、睡眠不足は、ストレスに対する反応にも大きな影響を与えます。人はストレスを受けると、それに対応するため、副腎皮質からコルチゾールというストレスホルモンが分泌されますが、睡眠不足が続くと、コルチゾールの値が高くなることがわかっています。

コルチゾールは、ステロイドホルモンで、短期的にはストレスから体を守るように働きます。しかし、コルチゾールが高い状態が長期間続くと、すでに述べたように、血糖値の上昇、血流悪化、動脈硬化などの原因となるのです。コルチゾール値が高いほど2型糖尿病になりやすことや、うつ病などの発症にも影響することが、様々な研究からわかってきました。

さらに、コルチゾールの値が高い人は、睡眠の質が悪くなることもわかっています。まさに、負のスパイラルに入ってしまうのです。

睡眠不足が「糖尿病やうつ病を悪化させる」

厚生労働省の「患者調査」（平成26年）によると、医療機関を受診した糖尿病の総患者数は、３１６万６０００人で、３年前の前回調査に比べて46万人以上増加しています。

英ウォーリック大学のフランチェスコ・カプッチオ教授は、10本の研究をもとに、睡眠時間が短い（一晩５〜６時間）人は、適正な睡眠時間の人に比べて１・28倍、２型糖尿病にかかりやすいと発表しています。逆に、睡眠時間が長くても（同８〜９時間）発症リスクは１・48倍に、中途で目が覚めるなど、まとまった睡眠が取れなかった人では、１・84倍に上りました。

血糖値を下げる役目を果たしているのは、インスリンというホルモンですが、睡眠が不足すると、インスリンの分泌量が減ったり、体のインスリン抵抗性が強くなってしまいます（インスリンはたくさん分泌されていても、体の感受性が低下して血糖値が下がりにくくなってしまう）。

糖尿病の人で血糖コントロールがうまくできないと、深い眠りが妨げられ睡眠の質が低下しやすいことも、大阪市立大学の研究グループによって発表されました。睡眠障害は、朝の血圧が高い「早朝高血圧」を招きやすく、脳卒中や心筋梗塞などの発作を誘発したり、腎臓病を引き起こすことも知られています。

糖尿病の治療にも予防にも、睡眠の改善が重要だといえます。

また、うつ病と睡眠も、非常に密接に関係しています。

ワシントン大学のナサニエル・ワトソン助教授は、睡眠とうつ病との関係について、「睡眠時間は多すぎても少なすぎても、抑うつ症状に関わる遺伝的なリスクが増すようだ」としています。約１８００人の双子を対象とした調査で、正常な睡眠（１日７〜９時間）をとっていた人では、うつ症状の遺伝率は27％でしたが、１日５時間しか睡眠を取っていない人は、倍近い53％、10時間眠っていた人々でも49％と、うつ病のリスクが高まることがわかりました。また逆に、うつ病の人の大半が、睡眠に何らかの問題を抱えていると言われます。

うつの状態では、体のインスリン抵抗性が強くなり、血糖値が下がりにくくなり糖尿病を発症しやすくなります。このようなケースでは、うつ病の治療が進むと通常、血糖値も正常範囲に戻ります。

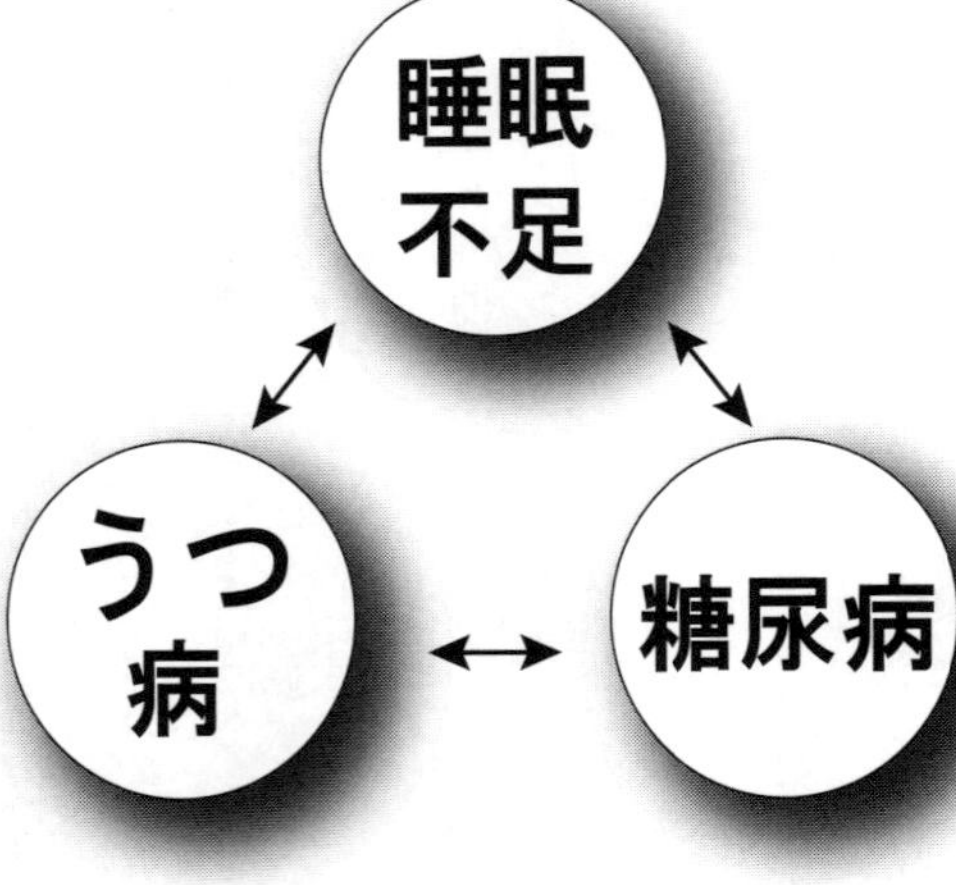

睡眠不足が糖尿病やうつ病に悪影響

睡眠不足からうつ病になったり、睡眠不足が糖尿病を誘発する要因になります。また、うつ病から、睡眠が充分にとれない状態になることがあります。糖尿病とうつ病との間にも深い関連が示唆されています。

睡眠不足が「腸内フローラを乱す」

私たちの腸には1000種類以上、500兆〜1000兆個もの細菌類がすんでいて、1〜2キログラムもの重さになります。いろいろな細菌の集合体である腸内細菌叢《ちょうないさいきんそう》は、最近は腸内フローラとも呼ばれ、次のような大切な役割があります。

①病原菌が体内に定着するのを防ぐ。②消化吸収を助ける（人間が消化できない食物繊維などを腸内細菌が消化してくれる）。③ビタミンB2、B6、B12、葉酸、パントテン酸、ビオチン、ビタミンKなどのビタミン類を作り出す。④人体の免疫細胞の70％が集中しているといわれる腸管免疫を活性化させ、免疫力を高める。

スウェーデン、ウプサラ大学のヨナサン・セデナエス博士らが「睡眠不足で腸内フローラのバランスが変わる」という研究結果を、「Molecular Metabolism」（モレキュラー・メタボリズム）２０１６年12月号に発表しました。この研究では、正常体重の健康な男性９人を対象に、２日連続で、睡眠を一晩４時間のみに制限したところ、腸内フローラの多様性は変わらなかったものの、細菌群のバランスに変化がありました。肥満を防止する短鎖脂肪酸を生成するバクテロイデス菌が減り、脂肪を作り蓄えるファーミキューテス菌が増えるなどの変化で、肥満や2型糖尿病などの代謝疾患に影響するとみられます。

腸内フローラは、睡眠の質にも大きく関係しています。

メラトニンは、眠りと覚醒のリズムを作り眠りを誘導するホルモンです。

メラトニンが充分分泌されていれば、規則正しい睡眠と覚醒のリズムができ、寝つきもよく熟睡できるので、朝もスッキリ目覚めることができます。抗酸化作用が強く、「若返りホルモン」とも呼ばれています。

メラトニンは脳の松果体《しょうかたい》から分泌されますが、材料となる前駆体《ぜんくたい》のセロトニンは腸で作られるため、腸内フローラのバランスが悪くなると、メラトニンの脳内分泌量が減少します。セロトニンは、メラトニンの材料となるだけでなく、消化管の運動を促したり、意欲や自発性、不安や痛みの軽減などにも関係する神経伝達物質で、幸せホルモンともいわれます。

このように、睡眠と腸内フローラの状態や体調の良し悪しは、とても深く関連しています。

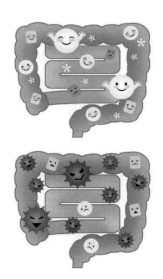

腸は「第二の脳」

私たちの腸には1000種類以上、1000兆個に及ぶ細菌類がすんでいます。重さにすると１～２キログラムにもなります。腸内細菌叢《ちょうないさいきんそう》（腸内フローラ）が、食事、睡眠、ストレスなどの影響で、バランスが崩れると、全身に影響をおよぼします。腸は精神的なストレスにも直結し、「第二の脳」とも呼ばれます。

睡眠不足は「老いを加速させる」

睡眠不足は、どんどん命をけずっていきます。

寿命を決めるものとして、「テロメア」が注目されています。遺伝子（ＤＮＡ）の端にあり、細胞が分裂する度に短くなるため、短いということはそれだけ死に近づくことを意味します。睡眠不足でこのテロメアが短くなり、寿命を縮めていることが各研究で分かってきました。

英ユニヴァーシティ・カレッジ・ロンドンの心理学者マータ・ジャコウスカ博士らが、４３４人の男女を対象とした調査によると、特に男性に顕著に睡眠不足の弊害が現れ、睡眠時間の短い人ほどテロメアが短く細胞の老化が進んでいました。睡眠時間が5時間以下の人が最もテロメアが短く、一方、７時間以上眠っている人は最も長く、細胞も若々しかったのです。

別の研究で、「ナースズ・ヘルシー・スタディー」による4000人以上の女性を対象とした米国の調査では、50歳以下の女性で睡眠時間が6時間以下の短い人に、テロメアが短い傾向がみられました。

また、カリフォルニア大学ロサンゼルス校のジュディス・E・キャロル博士らは、高齢者の不眠症と老化に関する研究で、60歳から88歳の男女126名を対象にテロメアの長さを調べました。その結果、70歳以上の高齢者において、不眠症のある人は、ない人に比べて、明らかにテロメアが短くなっていたのです。

このように、睡眠時間が短いと老化が進み、寿命が短くなってしまうのです。

寿命だけでなく、睡眠不足は、見た目にも大敵です。肌あれ、くすみ、目の下のクマの原因となります。

皮膚細胞の分裂と再生は、成長ホルモンによって促されます。成長ホルモンは、睡眠中、それも寝入りばな（1〜3時間）の熟睡している間に最も多く分泌され、さらにたっぷり眠ることで、くすみやシワが改善され色白の美肌になれるのです。ポーラ化粧品グループが、睡眠不足では、肌のバリア機能に必要な角層の構造が損なわれ、肌が乾燥してしまうことを解明しています。肌がきれいだと、それだけで若々しく見えますね。

寿命を伸ばし、若々しさを保つために、若いうちから充分に眠るようにしましょう。

睡眠不足で「太る」

睡眠不足は、実は肥満とも深く関係しています。忙しくしていれば痩せそうな気もしますが、生活リズムが崩れたり、睡眠時間が短いと太るということは、経験的に実感としてあるのではないでしょうか。

睡眠時間が短くなると、レプチン（食欲抑制ホルモン）の分泌が減少し、グレリン（食欲増進ホルモン）の分泌が増えることが分かっています。つまり、睡眠不足は、食欲を増進し、食べすぎや、カロリーの過剰摂取につながりやすいのです。しかも、シカゴ大学の実験によると、睡眠不足の状態のとき、空腹感や食欲が増し、睡眠不足でないときに比べて、高カロリーで高炭水化物の食品が食べたくなる傾向があることが報告されています。

この睡眠不足になると甘いものが食べたくなる欲求について、「脳の前頭前皮質が関与している」との研究結果を、筑波大学の国際統合睡眠医科学研究機構のミハエル・ラザルス准教授らの研究グループが、2016年12月6日付「eLife」オンライン版に発表しました。

前頭前皮質とは、意欲や創造、思考、コミュニケーション、意思決定や実行など、高次元の認知機能をになう中枢で、特に人間で大きく発達しています。食べ物の味や香り、食べた感覚などを統合し、嗜好性や食行動を決定するのもこの部位です。

マウスの実験によって、レム睡眠(後述114頁)が不足したときに、前頭前皮質が直接的に制御して、ショ糖を多く含む、いわゆる太りやすい食べ物を、生体に選ばせていることがわかりました。体にとっては、危機的な状況を回避するための防衛行動の一つなのかもしれません。

ところで、食欲増進ホルモンのグレリンですが、悪いことばかりではありません。グレリンは胃の細胞から分泌されますが、お腹がグーと鳴るまで食べずに我慢すると、グレリンの分泌がよくなり、成長ホルモンの分泌も活発になることがわかっています。過食しないと元気になるのはこのためです。グレリンはまた、私たちの体の細胞一つ一つの中にあるミトコンドリアを活性化させ、体力や持久力を回復させたり、腎機能を回復させたり、記憶力を高め、アルツハイマー病などの認知症の予防に役立つとの研究もあります。

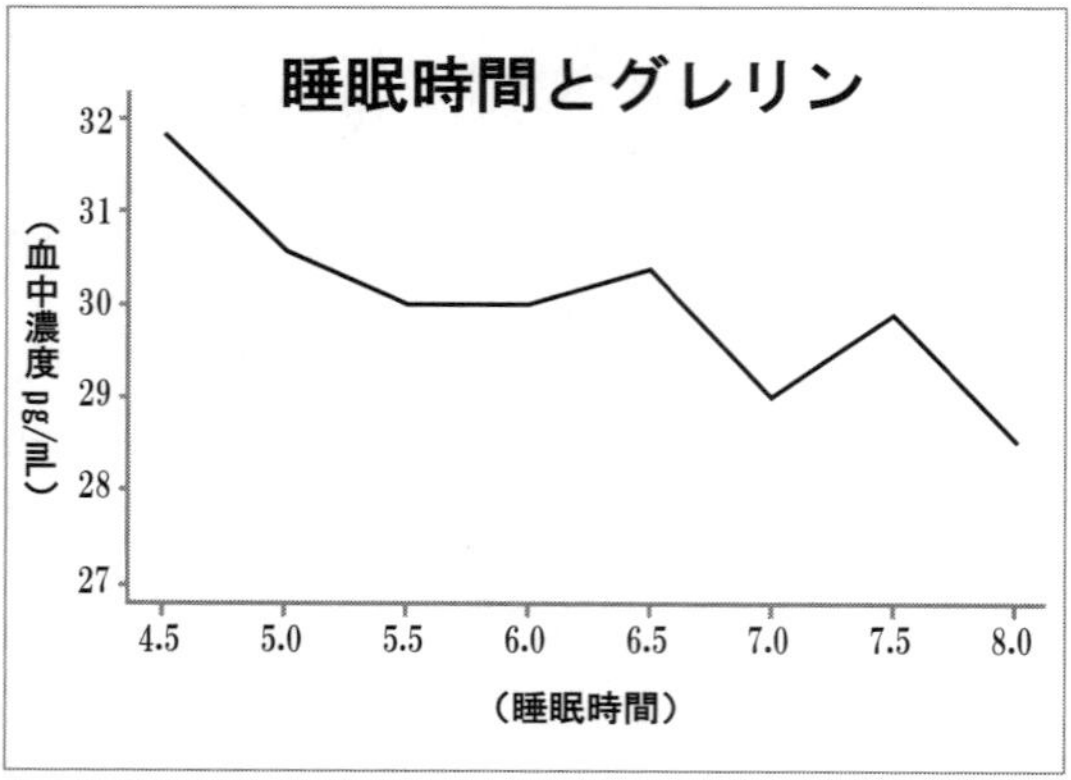

（Taheri S.et al.PLoS Med 2004;1(3):e62 より）

睡眠不足で食欲増進ホルモン増加

睡眠時間が短いと食欲を増進させるグレリンというホルモンの分泌量が増え、逆に、食欲を抑制するレプチンというホルモンが減少することが明らかになっています。つまり、睡眠不足は、食欲を増加させ、エネルギーの過剰摂取につながりやすいのです。

◎重要ポイント

睡眠には体を修復し全体のバランスを整える大切な機能がある！

睡眠の大切な役割をまとめると、次のようなものがあります。

①免疫力を高める

②体の老廃物を体外に出す準備をする

③脳に記憶を定着させる

睡眠不足になると、いろいろな弊害が現れます。

癌や認知症のリスク増加、糖尿病やうつ病の発病のきっかけや悪化の原因となり、腸内フローラに悪影響を及ぼし、太る要因ともなる。高齢になり太ると、骨や関節などへの負担が高まるなどの弊害があります。

今晩から毎日の睡眠時間を見直してみませんか?

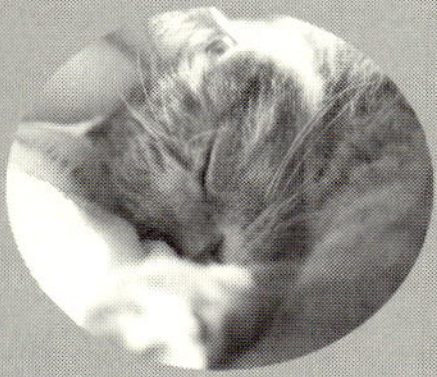

第4章 「7時間睡眠」で1日のスケジュールを立ててみよう

ぐっすり寝ても5時間睡眠ではダメ

「フランスの英雄ナポレオンは3時間睡眠だった！」などといった逸話から、「熟睡すれば5時間で大丈夫！」、「常に5時間睡眠で決まったスケジュールをこなして、すこぶる元気だから大丈夫」という人がいます。仕事に追われて眠る時間がないというのが実態なのですが、自分を鼓舞する意味でもこう言うのです。この人が一生5時間で長命だったという話は残念ながら聞きません。睡眠時間が5時間では、身体に悪影響があるため若いときには無理ができても中高年にはすぐに命にかかわる病気へと直結します。

いざとなったときに睡眠時間をけずってでも任務遂行を求められる自衛隊では、体力的にも精神的にも過酷な日常は、できるだけ睡眠時間を確保するようにとの勧告がされているといいます。

隊員を、睡眠時間6時間と8時間グループに分け、2週間後に能力の発揮具合を比較したところ、6時間グループでは酒に酔って歩けなくなったときと同じくらいの能力の低下が測定されたそうです。そのため、前線で働く人たちは、任務中でも交代で時間を作って昼寝をするなど、睡眠時間を確保することが推奨されています。

身体に悪いとは理解しつつも、重要な試験前やプレゼン前など、睡眠時間をけずってでもという特別な期間もあるでしょう。しかし、それでも、充分な睡眠をとったほうが、実は能率が良いのです。

114頁に詳しく述べていますが、私たちの眠りは「レム睡眠（浅い眠り）」と「ノンレム睡眠（深い眠り）」とが1セットになっており、それが、およそ

90分周期でくりかえされるのが一般的です。

特にノンレム睡眠の眠りの深さの重要性が強調されるようになり、入眠直後の90分〜３時間に熟睡することが大事だといわれますが、眠りは「質」だけではなく、やはり、ある一定「量」の確保が重要です。そもそも、睡眠の質は、自分ではハッキリわかりません。

その意味で、睡眠時間をたっぷり確保することが重要で、それによって充分に自分の能力を発揮したほうが、はるかに合理的です。長年の生活習慣から、「睡眠時間が短くても大丈夫！」と勘違いしているあなたは要注意です！　長い人生で、睡眠時間が本当は足りていなかったとしたら、人生の後半になって次々と病が襲ってくるなど、ちょっと怖い気がします。

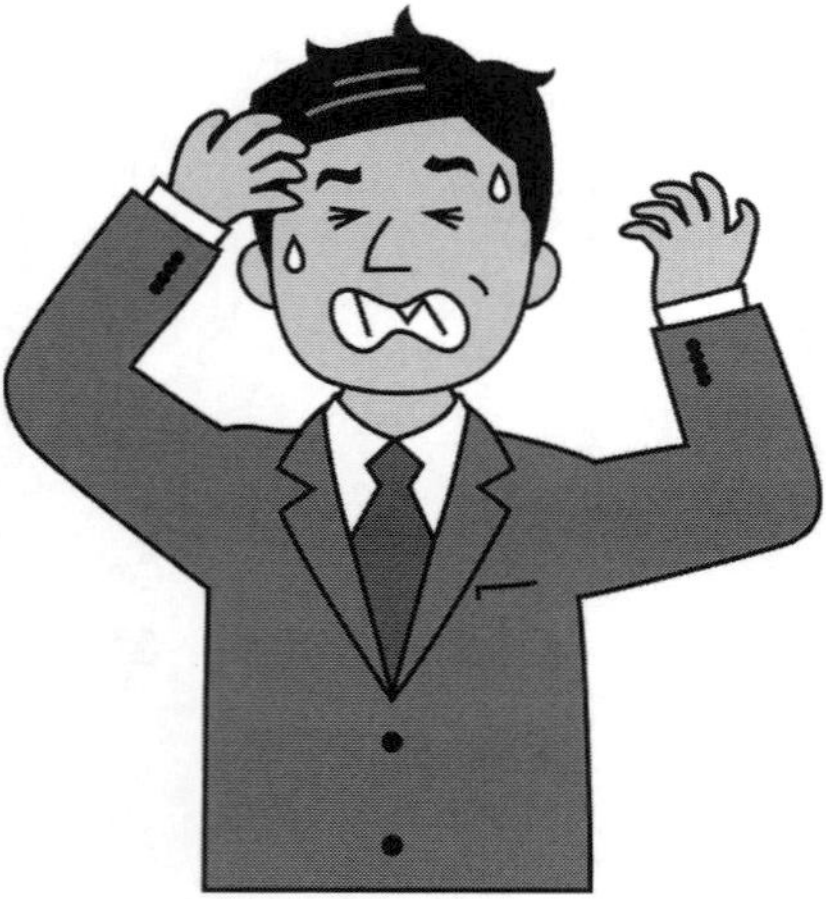

寝ないと良いアイディアは浮かばない！

考えても考えても何もアイディアが浮かばないとき、いったんそのことを忘れて、さっと寝たら良いアイディアが浮かんだなんて経験はありませんか。『ゲゲゲの鬼太郎』の作者水木しげるさんは、生前は休みなく働くことで有名でしたが、一方、子供のころから眠ることが大好きで、「僕自身の眠りを妨げることはもちろん、妻には寝ている子供を起こすことも禁じた。日曜日など昼になっても誰も起きずに、家の中がシーンとしていると満足する」と話していたといいます。

もちろん氏は93歳の長命でした。

睡眠不足対策に「寝だめ」はダメ

平日は睡眠時間がとれなかったり、早い時間には眠くならないという人も多いものです。そこで、リラックスできる休日に、まとめて寝る「寝だめ」をしている方も多いことでしょう。

昨日今日の睡眠不足ならば、ただ寝れば、その〝不足〟がうめられるように感じます。しかし、それは、正しくありません。確かに休息は必要です。しかし、休みの日に、大幅に睡眠時間を増やすとそこで生活のリズムが狂ってしまうのです。その結果、夜の眠りが妨げられ、休日にゆっくり寝たはずなのに、翌日かえって体が重く感じられることにもなります。

借金負債も一気に返済しようとするとつらいように、睡眠負債も一気に返そうとすると体内時計が狂ってしまうなどの弊害が起こってしまいます。

体内時計というのは、人間の体が生理的にきざむ一日のリズムです。地球上に生物が誕生して以来、朝になると目を覚まして活動を始め、夜は眠るという生活をしてきた結果、何億年もの間に遺伝子に刻まれたリズムということができます。たとえ時間がわからないような状況になっても、体内時計が狂わなければ、ほぼ決まった時刻に眠くなり、ほぼ決まった時刻に目が覚めるのです。

海外旅行で時差ボケになってしまうのは、このリズムが狂ってしまうからです。生活リズムが乱れるということは、軽い時差ボケを毎日くり返しているようなものですから、体に良いわけがありません。

各種ホルモンの分泌にも一日のリズムがあり、体温や脈拍、血圧などの変化にも一定のリズムがあります。生活のリズムが乱れれば、これらのリズムも乱れてしまいます。規則正しい食事や睡眠は、健康を維持するためには、非常に大切なのです。

なかなか難しいことですが、睡眠時間を30分から1時間と、少しずつ増やしていくと、体内時計のリズムを乱すことなく、少しずつ睡眠不足を解消していくことができます。

身体に良いこと１つずつ実行しよう！

睡眠不足は、週末にまとめて返済しようとすると、生活リズムが崩れてよくありません。

毎日少しずつ睡眠時間を増やしていきましょう。

そのためにも、食事や運動などの時刻も前倒しし、生活リズムを整えましょう。

1日7時間睡眠をめざそう！

子供にとって睡眠は非常に重要です。体の発達に欠かせない成長ホルモンが睡眠時に大量に分泌されるからです。成長ホルモンは、おとなにとっても、体の修復に重要な役割を果たしています。それ以外にも記憶の定着や心理的ストレスの解消など、睡眠には多くの重要な役割があります。特に子供には睡眠不足にならないよう、おとなが配慮してあげなくてはなりません。必要な睡眠時間の目安は、幼児で10時間、小学生で9時間、中高生で8時間、成人では7時間くらいといわれています。

人によってこれまでの生活習慣、仕事内容などが違いますので、厳密には個々人にとっての最適の睡眠時間は異なります。とはいえ、おとなはおよそ1日7時間の睡眠が目安と覚えておくと良いでしょう。

睡眠時間は歳をとるにしたがって減っても良いと思われがちですが、実は年齢相応の必要睡眠時間は少しだけ減っていく程度です。心身の成長を伴う小さい子供ほど長時間の睡眠を必要としますが、身体の修復という睡眠の役割を考えると、成人から高齢者までの必要な睡眠時間は本来、ほとんど変わらないといえます。

ところが、若い頃はいくら眠っても足りないほどだったのに、歳をとると必要以上に早起きになったり、夜中トイレに起きる回数が増えたりします。加齢による一種の老化現象で、睡眠の質が低下してしまうのです。しかし、それ以上に運動不足や知的刺激の激減が大きい原因です。

睡眠の質はともかく、まずは少し早く寝て睡眠時間を確保するようにしましょう。どうしてもまとめて7時間眠るのが無理な人は、昼寝やうたた寝も含めて合計時間を7時間にするのも一つの手ですが、それは最後の手段です。最低でも6時間を切ることがないように注意してください。

名古屋大大学院の玉腰暁子助教授(予防医学)らの共同研究グループが、全国の男女約11万人を約10年間調査した研究があります。それによると、死亡率が最も低かったのは男女ともに睡眠時間7時間のグループで、睡眠時間がそれよりも長く、あるいは短くなるほど死亡率は高くなりました。

短すぎると、成長ホルモンやほかの重要なホルモンの分泌が抑制され免疫細胞の働きが悪くなります。また長すぎると、睡眠のリズムが乱れて質の良い睡眠がとれなくなるのです。やはり7時間睡眠が健康の基本です。

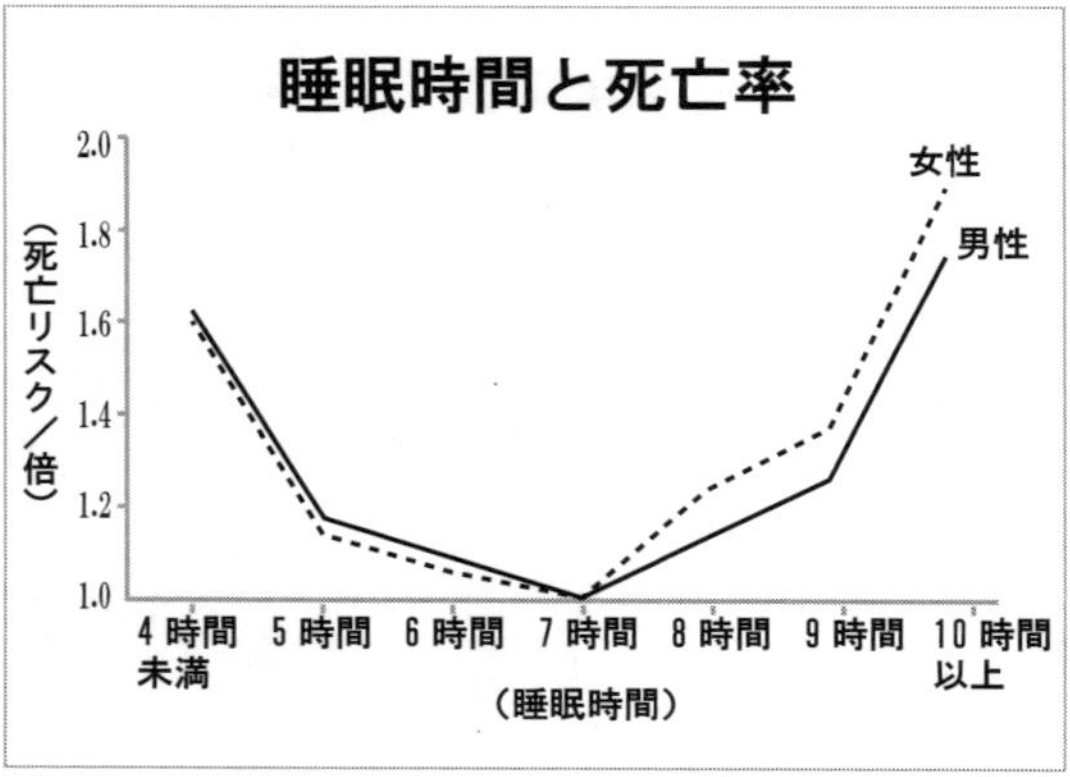

（JACC　Study より）

睡眠は短すぎても長すぎてもダメ！

睡眠時間は、短すぎても良くありませんし、かといって長すぎても良くありません。現在の研究で適切とされているのは、１日７時間くらいです。睡眠が短すぎれば、成長ホルモンなど重要なホルモンの分泌が抑制され、免疫の働きも悪くなります。また、眠りすぎれば、睡眠のリズムが乱れてしまい、質の良い睡眠がとれなくなります。

睡眠で記憶力も運動能力も向上する

記憶力を改善したい、運動能力を上げたい、独創的なアイディアが浮かぶようにしたい、人間関係を円滑にしたい、と思って日々努力していることも、睡眠時間や睡眠の取り方を変えることでより良い成果をあげられる可能性があります。それは睡眠と身体機能に密接な関係があるからです。

睡眠中には、夢を見ることの多い浅い眠りで、急速な眼球運動(rapid eyes movement)が見られる「REM(レム)睡眠」と、深い眠りで、成長ホルモンの分泌により身体の成長や修復がされる「ノンレム睡眠」が、約90分を1セットとして交互に訪れます。

レム睡眠では身体は弛緩した状態となっていますが、脳は比較的活発に活動していて、記憶の整理・定着や、新生児にとっては大脳を育成するという大事な役割をになっています。

また、ノンレム睡眠は、一番はじめの周期で最も深くなるため、寝付きの90分に良質な睡眠をとることが、骨や筋肉、肌、各臓器などの成長や再生の鍵となるということがわかってきました。

日中に学んだこと、経験したことは、寝ている間に「過去の記憶と結びつける」「技能として定着させる」「嫌な記憶として忘れる」などというように整理され、処理されているといわれています。

運動能力に直結する自律神経系や免疫系、内分泌代謝のバランスが睡眠不足によって乱れれば、能力を最大限に発揮することは難しいでしょう。

一流アスリートたちほど、睡眠の重要性を認識して毎日のスケジュールを組んでいるそうです。

世界記録保持者の野球の王貞治氏は現役時代には12時間も眠ることがあったそうです。天才アインシュタインも10～12時間眠っていたといわれています。おとなの場合、一般に7時間睡眠が最適だといわれますが、必要な睡眠時間は人によって違います。例外的ではあるけれども、このように必要とあれば10時間以上眠る人がいてもいいのです。

また、睡眠を充分にとることで、よいアイデアのもとになる脳の情報処理や、人間関係で欠かせない感情をコントロールする脳の働きもきちんとなされます。「寝る子は育つ」と昔言われましたが、まさにその通りだったことが明らかになってきました。

◎重要ポイント

睡眠にはまだまだ解明されていない力が秘められている!

充分な睡眠をとることには、さらにさまざまなメリットがあります。

①記憶力が向上する
②学力・成績が上がる
③運動能力が向上する
④感情が安定して人間関係がうまくいく
⑤アイディアがひらめく

などのメリットがあります。

眠りのサイクルイメージ

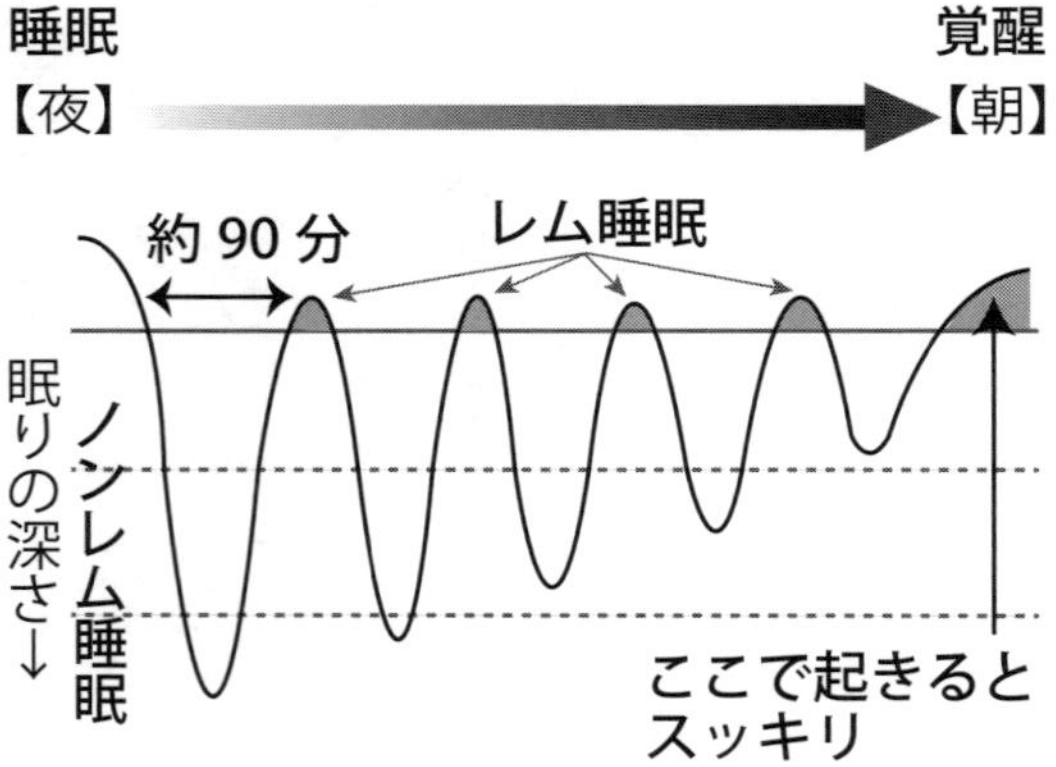

リズムをきざむ睡眠

ノンレム睡眠とレム睡眠を1セットにした周期は平均90分ほどです。朝目覚めるまでに5〜6回現れます。明け方近くは、レム睡眠の時間が長くなり、逆に、ノンレム睡眠は浅く短くなっていき覚醒に向かいます。

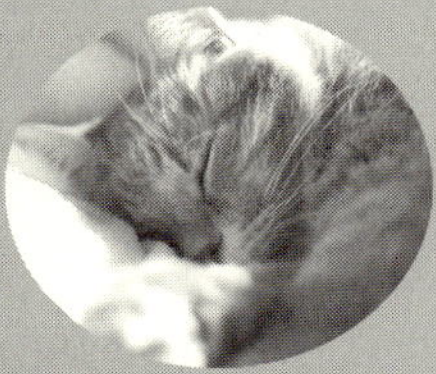

第5章　今晩から少しずつ返済しよう

寝る前に、スマホ、メールをやってはいけない！

今では、片時も離さず持っている人が多い「スマートフォン」ですが、このスマートフォンの扱いを間違えると、不眠症を招いてしまう恐れがあると、2014年3月、厚生労働省が寝る前のスマートフォン使用に注意喚起をしました。

スマートフォンの画面から出る「ブルーライト」は、私たちが思っている以上に強力で、目を刺激して脳を活性化させてしまうので、寝る前にこの光を見つめると、不眠症や睡眠障害を誘発してしまうことがあるのです。

この危険性は以前から世界中で指摘されていましたが、欧米が規制を始めたことで、事態を重く見た厚生労働省は、2003年に策定した「睡眠指針」を2014年、11年ぶりに改訂しました。改訂版では、新たに中高生ら

10代の間で「夜型」が広がっている点を取り上げ、スマートフォンを含む携帯電話の使用やゲームについて、寝床についた後の使用が夜型生活を招くと警告しています。

ニューヨークのレンセラー工科大学の研究では、バックライトのついたディスプレイ（スマホやパソコンなどの画面）を見続けると、メラトニンという入眠ホルモンの分泌が抑制される、と発表されており、特に10代は入眠時刻が遅くなる可能性があると指摘されています。

メラトニンは、脳の松果体と呼ばれる器官から分泌されます。メラトニンの血中濃度は体内時計と密接に関係していて、日中は低く、夜間に高くなります。このバランスが崩れると、睡眠のリズムが崩れることにつながります。

スマホ、タブレット、ゲーム機などは、思っている以上に興奮をうながすため、睡眠にむけての準備時間にはふさわしくありません。できるだけ、就寝の1～2時間前くらいには、ちょっとしたメールをするのもやめて、スマホなどの画面を見ないようにしましょう。

スマホやインターネット中毒に陥っている人の脳の損傷状態は、アルコール中毒やヘロイン中毒患者ときわめて似た状態だという研究もあります。

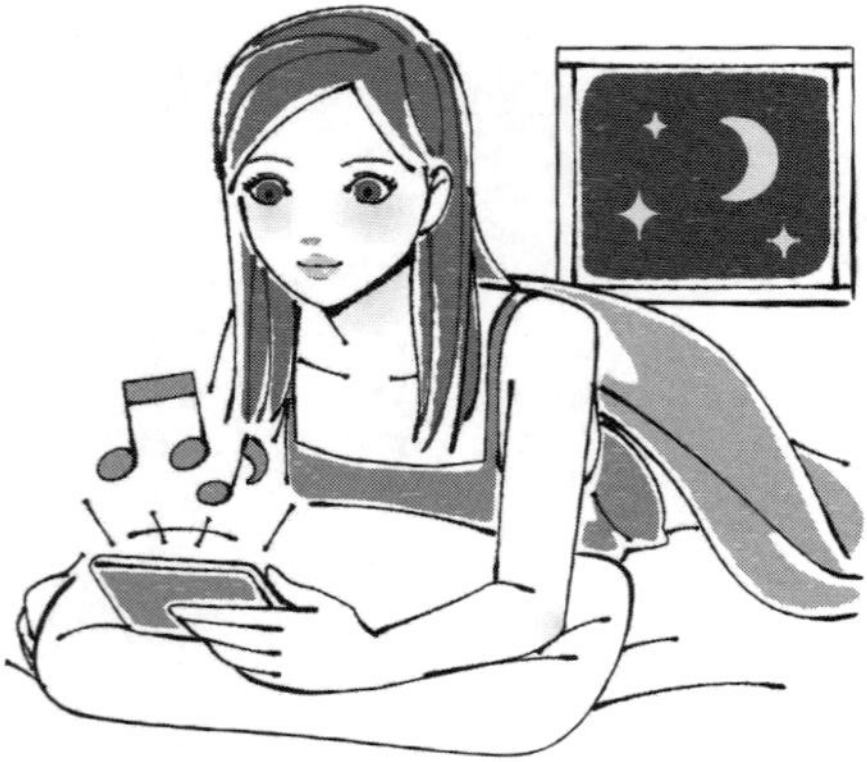

ベッドにスマホ持ち込み厳禁！

メラトニンは入眠ホルモンと呼ばれ、昼夜の分泌の増減が覚醒と睡眠のリズムをつかさどっています。夜にスマホ画面を見ると、メラトニンの分泌が抑制され、睡眠が妨げられることになります。特に10代では夜型になる可能性が大きいと指摘されています。

スマホやインターネット中毒に陥っている人の脳の損傷状態は、アルコール中毒やヘロイン中毒患者ときわめて似ているという研究もあります。

寝る前に、お茶やコーヒーなど
カフェインをとらない

眠れなくなるから夜にコーヒーを飲まないように、とよく言われますが、これはその通りです。コーヒーに限らず、カフェインの入ったものを夜に飲むのはやめましょう。

カフェインの作用は、単に目がさえてしまうというだけでなく、心拍の上昇、腎血流量の増加(利尿作用)、脳血管収縮(頭痛の改善)、気管支拡張作用など、全身に及びます。腎臓の血流量が増えるのは、尿が増えて夜中にトイレに起きる原因にもなりますので、睡眠の質を落とすことにもなってしまいます。

夜にお茶を飲むと落ち着くという人もいますが、きちんと睡眠をとろうと思うなら、夕食より後の時間にカフェインの入った飲み物を飲まないようにしたほうがいいでしょう。特にエナジードリンクと呼ばれる飲料には多量のカフェインが含まれている場合が多いので要注意です。コーラなどの清涼飲料にもカフェインが含まれているものがありますので、成分を確認するようにしましょう。

体に入ったカフェインは、２時間半から４時間半くらいかけて、約半分が分解されると言われます。例えば、夜の９時にコーヒーを飲んだ人が11時に寝ようと思っても、まだカフェインの大半が体内に残っている状態ということになります。

また、年齢が高くなると、カフェインの分解にも時間がかかるようになります。カフェインは肝臓で代謝されるのですが、年齢とともに肝臓の働きが弱ってくるため、カフェインが体内にとどまる時間も長くなるのです。若い頃の感覚でカフェインをとっていると、いつの間にか睡眠の質を落としてしまう可能性が高いのです。眠る前には、カフェインが分解されるのに充分な時間をとれるようにしたいものです。

できれば、夜はカフェインをとらないに越したことはありません。眠る前の水分補給には、カフェインを含まないものがよいでしょう。ミネラルウォーター、麦茶、ハーブティー、ルイボスティー、黒豆茶、杜仲茶などはカフェインレスの飲料です。ハーブティーの中でも、カモミールやバレリアンなどはリラックス効果が高いといわれていますので、寝つきの悪い人は試してみるとよいでしょう。

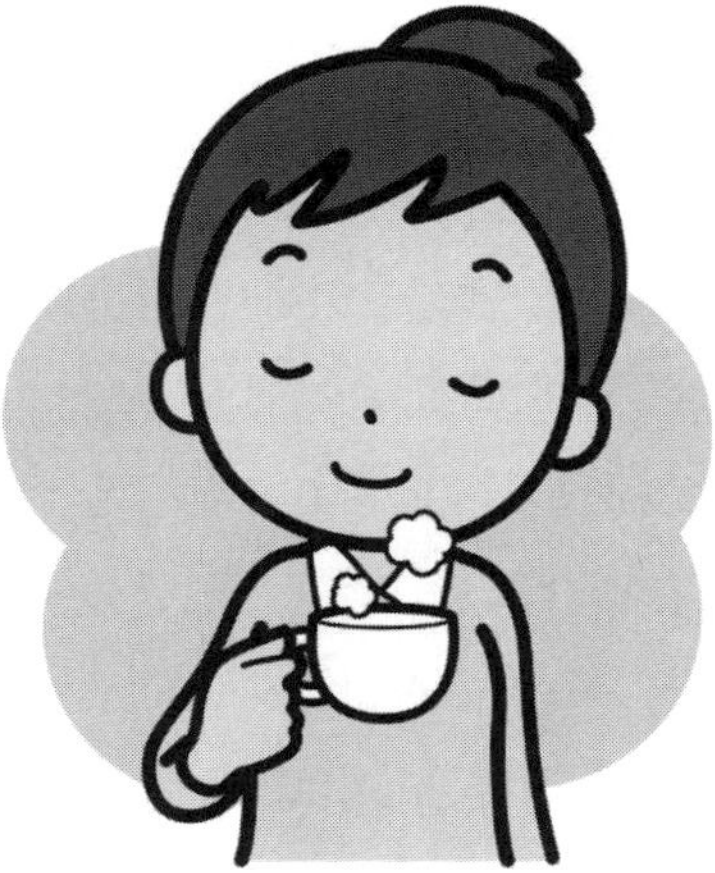

夜のコーヒーやお茶は避けること！

コーヒーに含まれるカフェインには、覚醒作用があるので、夕食以降、カフェイン飲料を飲まないようにしましょう。コーヒーの香りはその種類によって、脳を活発にするものとリラックスさせるものがあり、ブルーマウンテンやグアテマラの香りにはリラックスさせる効果があるという研究もありますが、避けるほうが無難です。

入浴は寝る2〜3時間前に

体が睡眠に入るための一つのポイントは、体温の変化です。

人間の体温は、朝起きてから少しずつ上がっていき、夕方頃に最も高くなるといわれています。そして、体温がある程度下がってくるとともに、体は眠くなってくるのです。体温が下がる速度が早いと、眠気も強くなると考えられています。つまり、体を一旦温めておくと眠りやすいということです。

体を温めるのにぴったりなのは、お風呂です。日本人は風呂好きと言われますが、多くの人は毎日入浴していると思います。

入浴すると体温は高くなり、風呂から上がると体温は下がり始めます。

これを利用して、自分が眠りたい時刻に、体にも眠る準備をさせることができます。つまり、眠る時刻に合わせて入浴の時間も決めるわけです。具体的には、眠る2～3時間前に入浴するのがよいとされています。

入浴によって眠気を強めるためには、しっかりお湯に入って体温を上げることが大切です。シャワーだけで済ませる人も多いでしょうが、いくら熱めのシャワーを浴びても、体温はほとんど上がりません。季節や個人差もありますが、一般的には40℃前後のお湯に入るのが良いでしょう。

ただし、いくら体温を上げることが大切といっても、熱すぎるお湯は良くありません。熱ければ体温もそれだけ高くなり、入浴後に体温が下がる速度も速くなるのですが、熱過ぎるお風呂は交感神経を興奮させてしまうのです。交感神経が興奮した状態では、体が活動的になりますから、眠りとは全く逆の方向です。交感神経の興奮はしばらく続くため、入浴後になかなか眠れないということになってしまいます。

もう一つ注意が必要なのは、体温が下がらないうちに寝床に入らないということです。寝具には保温効果がありますから、体温が高いまま寝床に入ってしまうと、そのまま体温が下がらず、かえって眠れなくなってしまいます。入浴後、ある程度体温が下がってから寝床に入るようにしましょう。具体的には、入浴から最低でも1時間後、できれば2時間以上はあけたほうがよいでしょう。

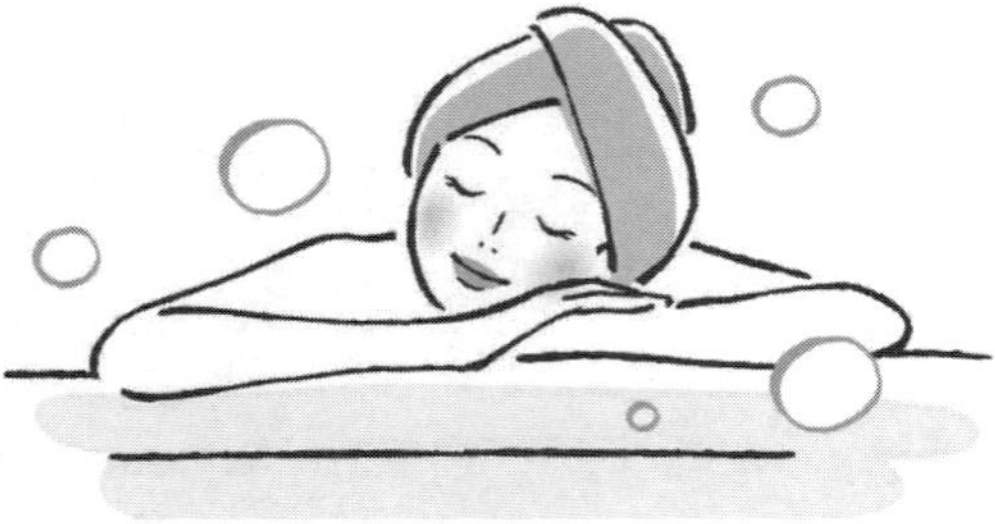

入浴は寝る2時間以上前に！

お風呂で入浴すると、体が温まります。そして上がった後には、体から熱がどんどん逃げていきます。これが眠りを導いてくれるのです。

ただし入浴直後に寝床に入ってしまうと、そのまま保温されてしまうため体温が下がらず、かえって眠れなくなってしまいます。入浴した後、体温が下がったところで眠るようにしましょう。

朝日をあびて体内時計をリセット

私たちの体内時計のリズムは、地球が自転する24時間ぴったりではなく、25時間説が有力です。つまり、太陽が昇って沈む自然の一日のリズムと、体内時計が刻む人間の睡眠と覚醒のリズムにはズレがあるのです。このズレが積み重なっていけば、起きる時間も寝る時間もずれていき、昼夜逆転の生活になってしまいそうです。

ところが、そうはなりません。朝日によって体内時計が毎日リセットされるからです。ポイントは光です。晴れた朝の太陽光は、25000〜100000ルクス以上の明るさがあり、短時間でも朝日をあびると、私たちの体は、再び自然に合わせた昼夜のリズムを刻み始めるのです。目が覚めたら、カーテンを開け、30秒でいいので太陽の光をあびましょう!

人間の体は精巧にできています。目に光が入ると、その刺激は神経を通じて視床下部の視交叉上核《しこうさじょうかく》に伝わり、首のところにある上頸神経節《じょうけいしんけいせつ》をへて、もう一度脳に入り、脳中央部分の松果体にとどきます。この松果体がメラトニンの体内濃度をコントロールし、覚醒と睡眠をつかさどるのです。

曇りの日や雨の日の明るさでも、太陽光による体内時計のリセット機能は働きます。しかし、起床後もずっと暗い部屋に閉じこもっていたりすると、体内時計はズレを補正できず、活動モードにもスイッチが入りません。逆に夕方から夜の時間に、蛍光灯や電気スタンドなどの明るい光をあびると、体は活動モードに入ってしまい、入眠ホルモンであるメラトニンの分泌が抑制され、眠りにくくなってしまいます。ですから、きちんと朝日をあびて、毎日、体内時計をリセットしましょう。

体内時計のリズムから、夜の10時から2時は、成長ホルモンが多く分泌される「睡眠のゴールデンタイム」という説がありますが、現実的にその時間帯に睡眠時間を確保するのが難しい人も多いでしょう。

最近の研究では、入眠して深い睡眠(ノンレム睡眠)に入った時に、成長ホルモンをはじめとする、各種ホルモンが分泌されるといわれています。

決まった時間に眠りにつき決まった時間に起きるという、規則正しい生活をすることが、こうした睡眠の恩恵を充分に受け、健康な体と心を保つために、とても大切なことがわかっています。

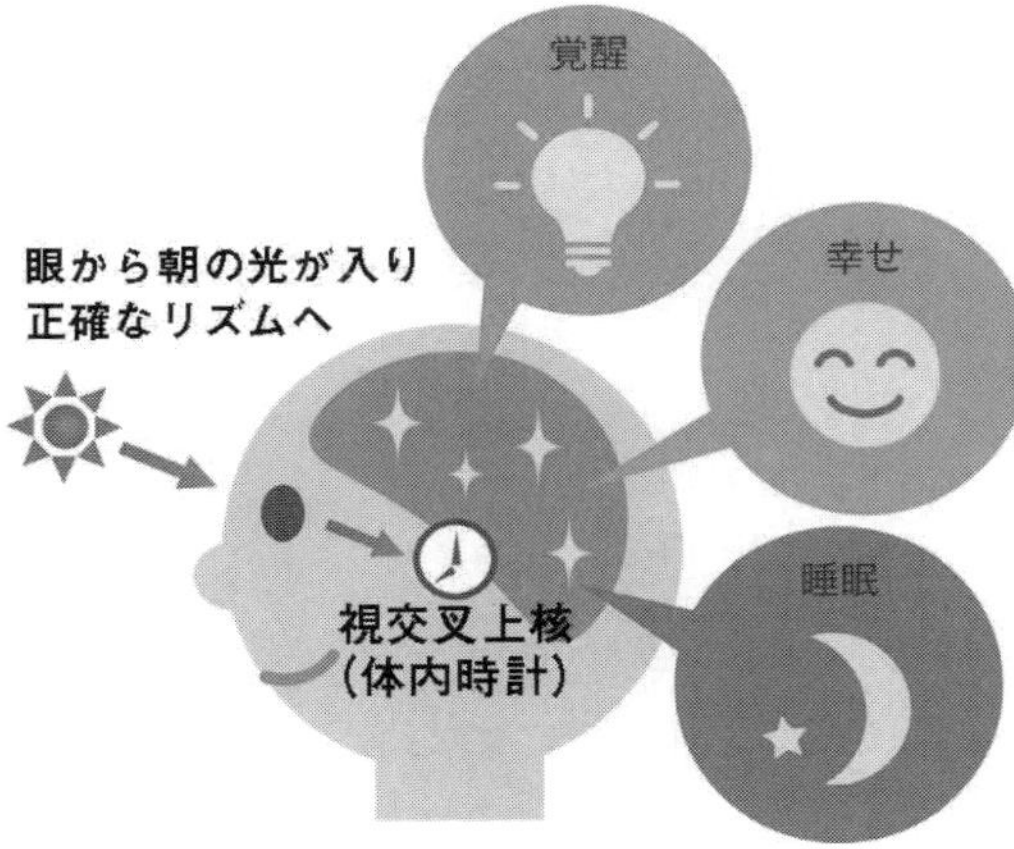

体内時計のリズムが幸せを呼ぶ

昔の人が行なった、朝起きたら太陽に向かって手を合わせ、今日1日の無事を祈るという毎日の日課は、快眠という点でも理にかなった行動だったのです。この光を利用したものに、うつ病に対する光療法があります。

朝太陽光を目に受けることでメラトニンの前駆体セロトニンが生成され、夜の良質な眠りを導きます。

夕方の運動は「金メダル」

朝の清々しい空気の中でのジョギングは、爽快です。朝の散歩には、格別なリフレッシュ効果があります。また、午前中に新陳代謝を上げることも有意義なことです。人間は起床後12～13時間程度は交感神経が優位となり、新陳代謝も高まります。体温や脈拍、血圧も高めになり、脳や体が活動的な状態が保たれるのです。

しかし、仕事の都合などで自由に時間が取れないという方もいるでしょう。無理のない程度の運動であれば、基本的にはいつ行なってもよいものです。定期的な運動が大切なのであり、運動のために生活のリズムを崩すような本末転倒になってはいけません。

ただ、快眠のための運動という意味では、夕方の運動は入浴と同様の効果があります。つまり、運動によって体内温度が上がり、その後徐々に体内温度が下がることで、睡眠モードに入りやすくなるのです。

夕方の運動は、成長ホルモンの分泌をうながすともいわれています。成長ホルモンは、幼少時や成長期だけでなく生涯を通して体を修復維持するために非常に大切なホルモンで、アンチエイジングにも有効です。特に筋肉に負荷を与えると運動後に成長ホルモンの分泌が高まりますので、筋力トレーニングは非常に有効です。睡眠中に成長ホルモンの分泌量が増加しますので、早寝も大切だといえます。

運動後は、栄養をおぎなうこともポイントです。傷ついた筋肉に充分な栄養を与えることで、筋肉の修復を手助けし、筋肉量を増やすことにつながります。できれば、運動後15分以内に、タンパク質や糖質、ビタミン、ミネラルなどの栄養価が高く消化・吸収のよい食べ物をとりましょう。

具体的には、

・プロテイン、あんパンなど
・牛乳、豆乳、乳飲料
・果汁１００％ジュース
・バナナなどの糖質が多い果物、ビタミンが豊富な柑橘類
・液体もしくはゼリー状のスポーツドリンク、栄養補助食品　などです。

（関連内容１７０頁）

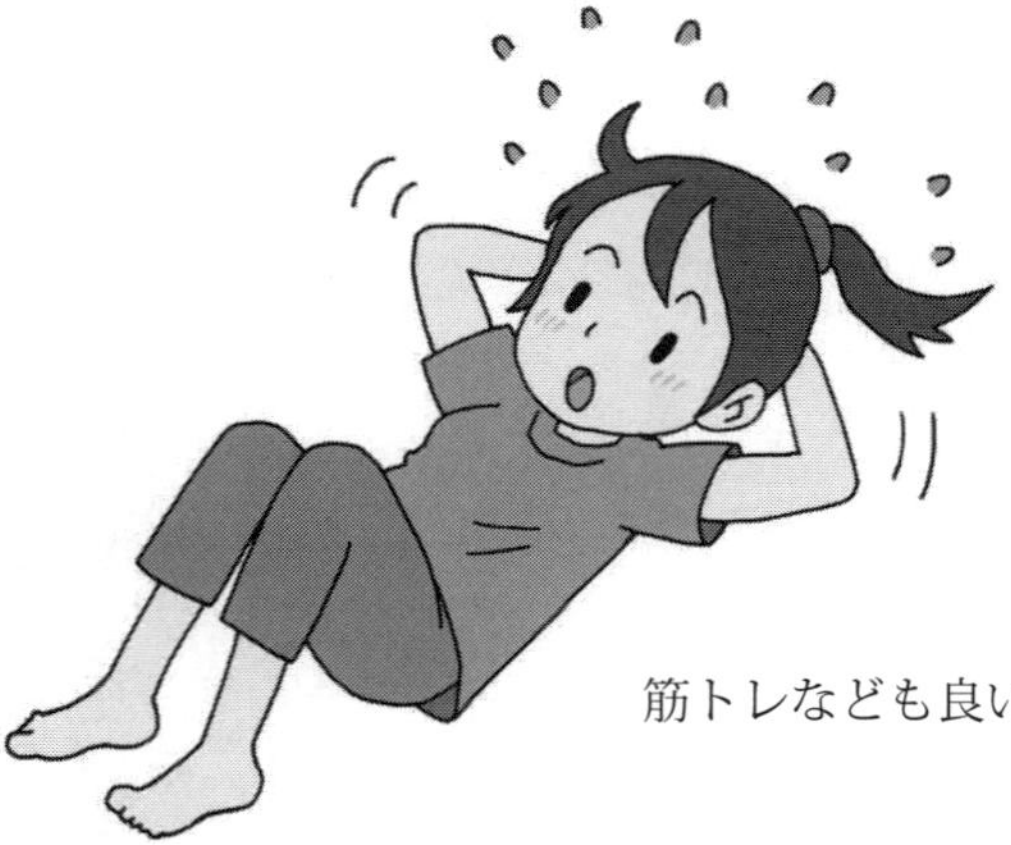

筋トレなども良い

夕方の運動が成長ホルモンを分泌させる！

「定期的な運動」と聞くと、すごいことをしなければならないような気がしますが、15分程度の体幹ストレッチでも良いのです。急に始めると、弊害も出ます。少しずつ体を動かす機会を増やしていきましょう。

できれば、1日1万歩を目標に歩くことも良い眠りを導いてくれます。

寝室は真っ暗がおすすめ

夜の休息タイムは、昼光色の蛍光灯（白や青白い）よりも、電球または電球色の蛍光灯（黄）など、暖色系の明るすぎない照明の下で静かに過ごしましょう。徐々に部屋の明るさを落としていくだけで、ゆったりとした気持ちになれます。静かな音楽を聴くのもリラックスできて効果的です。

そして、寝室はできるだけ真っ暗にして寝ましょう。体は光に敏感です。時計の光や小さなルームライトも、真っ暗にした部屋の中では光として感じとります。真っ暗にすると不安を感じるという人は、弱い電球の足元灯や、枕元に懐中電灯を置くなど、眠りを妨げない工夫をしましょう。

遮光カーテンにするかどうかは、意見が分かれるところです。

朝日とともに目覚める！　それは、とても気持ち良いものです。明るくなるのにしたがって、自然に体が目覚めていくのは、理想的です。睡眠負債がない人にとっては、寝室の遮光は必要ないかもしれません。しかし、多くの睡眠不足(負債)をかかえている人は、不足を解消し終わるまで、寝室を遮光カーテンにするのも一つの手です。睡眠不足の人は、遮光して外の光が入らないようにすれば、朝の光で起こされることを防げます。

お気に入りのカーテンを変えたくないなど、すぐに寝室を遮光するのが難しいようならば、アイマスクという手があります。今は、窮屈でない、顔にフィットする良いアイマスクが売られていますので、一度、試してみてください。

寝室のカーテンの色も、濃い色よりは、なるべくやわらかな色合いのものが良いようです。光の三原色（赤、緑、青）や白、黒といったはっきりした色は、人に緊張感を与えたり、精神を興奮させるといわれます。

また、寝室のすぐ目に入る場所に、時計を置いておくのもやめましょう。「いつも同じ時間に目が覚めてしまう」という方！　今日は「午前2時に起きた」「午前3時に起きた」と視覚で脳にインプットするのは、自分に暗示をかけているようなものです。もしも夜中に起きてしまっても、時計はすぐ見えないようにしておきましょう。

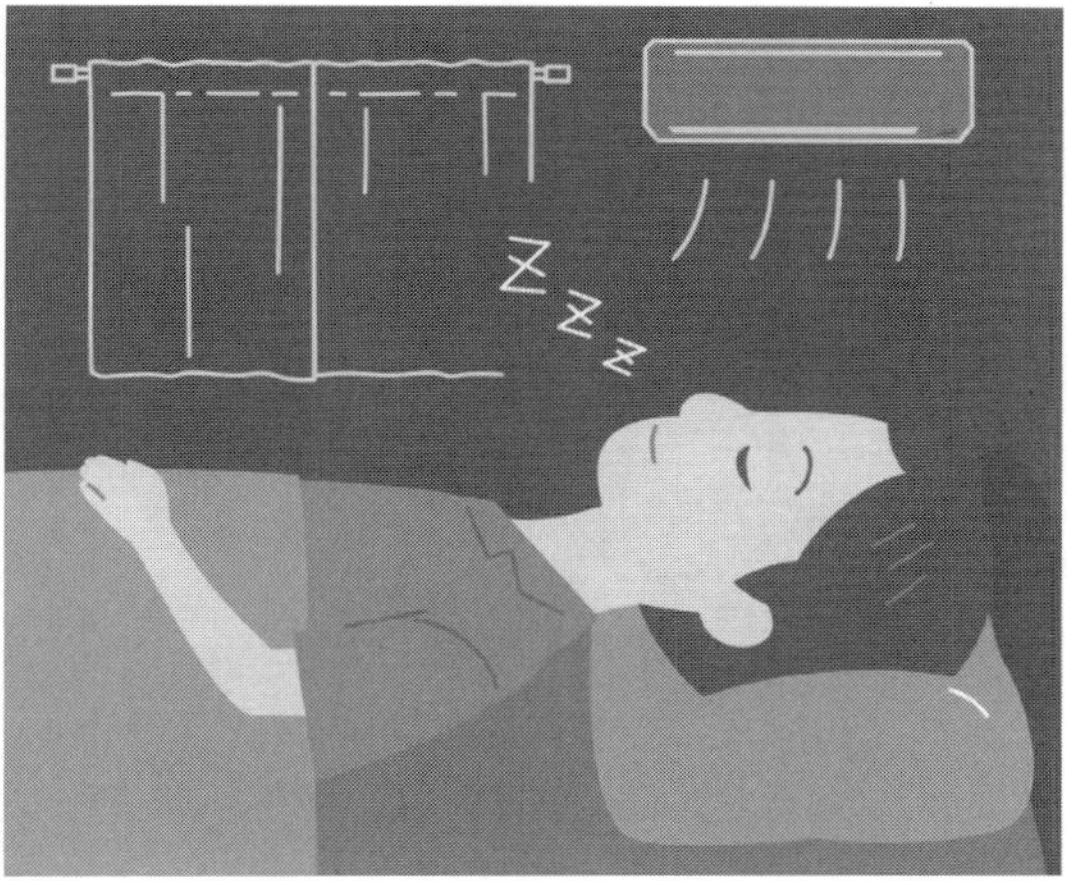

寝室は真っ暗に！

寝室はできれば小さなルームライトも消して、真っ暗にするのがおすすめです。慣れないので落ち着かないという方も、しばらくすると慣れてきます。

ただし、枕元に災害用の懐中電灯は忘れずに！

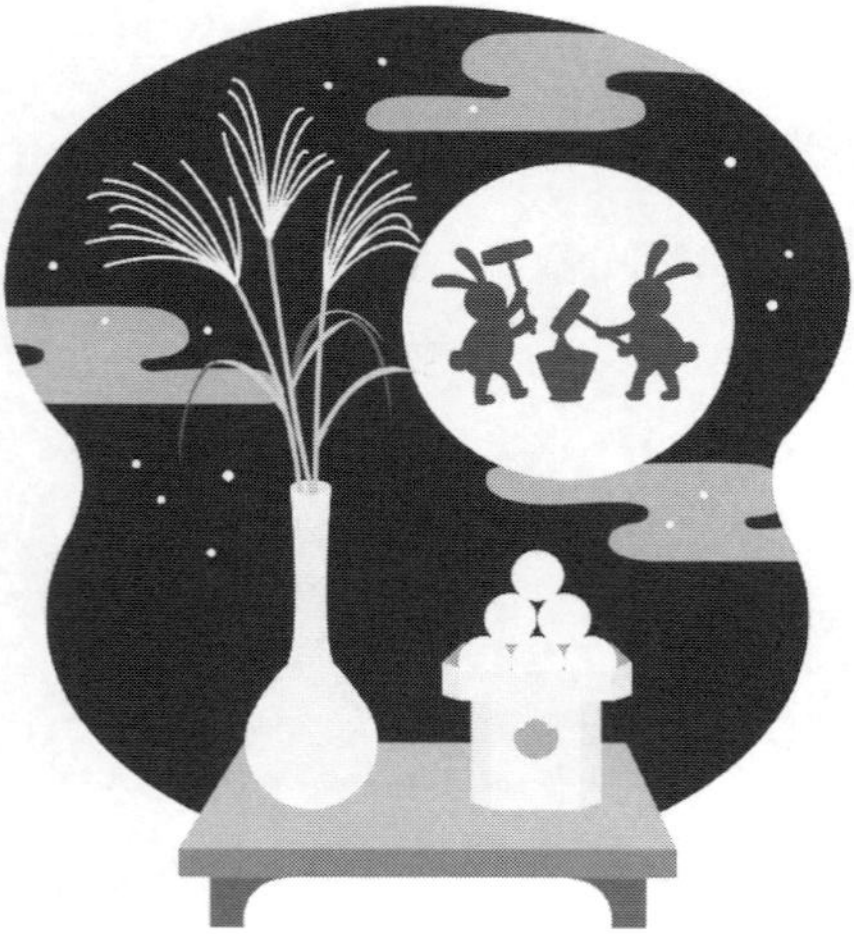

月の明るさを楽しもう

夜の休息タイムは、徐々に部屋の明るさを落としていきましょう。ゆったりとした気持ちになれます。いつもより月が明るく見えるかもしれません。

夏の寝室はクーラーを上手に活用

睡眠不足というと、やはり夏に多くの人が寝苦しさを実感するでしょう。特に都市部ではヒートアイランド現象で、日中上がった気温が夜間もあまり下がらず、暑さで熟睡できないために、疲れもとれず体調も崩しがちです。

睡眠に最も適しているのは、室温26℃、寝具内33℃、湿度は50～60％とされています。

獨協医科大学で行なった「高温多湿環境が睡眠および体温に及ぼす影響」(Sleep 1999;22:767-773)という研究では、室温29℃と35℃、湿度50％と75％の組み合わせ4パターンを設定して、睡眠中の平均皮膚温と深部体温の変化を調査したそうです。

それによると、室温35℃で湿度75％では、深部体温がほとんど低下しなかったそうです。つまり、夏の高温多湿環境では、体から熱が逃げず、深部体温が下がらないため、なかなか入眠できないのです。

しかし、クーラーをつけっぱなしで眠ると体が冷えすぎて寝冷えしてしまうこともあるので、クーラーは眠る前からつけ始めて、室温を快適な温度に保っておきましょう。そして、タイマー設定をして、1～2時間くらいで切れるようにしておくと快眠しやすくなります。ただ、近年は猛暑がひどく、クーラーが切れた途端に室内の気温が一気に上昇し、寝苦しくなることもしばしばです。そうしたときは、朝まで睡眠用のギリギリの弱い冷房をかけておくのも手です。

市販の冷感シートを使って頭や足を冷やすのも有効です。気をつけていただきたいのは、扇風機で強い風を体に当て続けたままで寝ることです。入眠時には気持ち良くても、熟睡中に低体温症になるまで体温が下がる可能性もあるので気をつけましょう。過去には何人もの死亡者が出ています。充分注意してください。扇風機は壁に向けて用いましょう。

冬は、寝具内を暖かくすることで入眠は可能ですが、室温があまり低いと、途中で目を覚ましてトイレに行くときなど、室内と寝具内の温度差が大きくなりすぎ、血圧の急上昇や、脳卒中や心筋梗塞などを引き起こすことがあります。高齢者の方は特に注意が必要です。入浴中の事故の最大の誘因が、寒い脱衣所・浴室と温かい風呂との温度差にあるのと同じです。

冬場は、室温を18℃～23℃に調節すると良いでしょう。

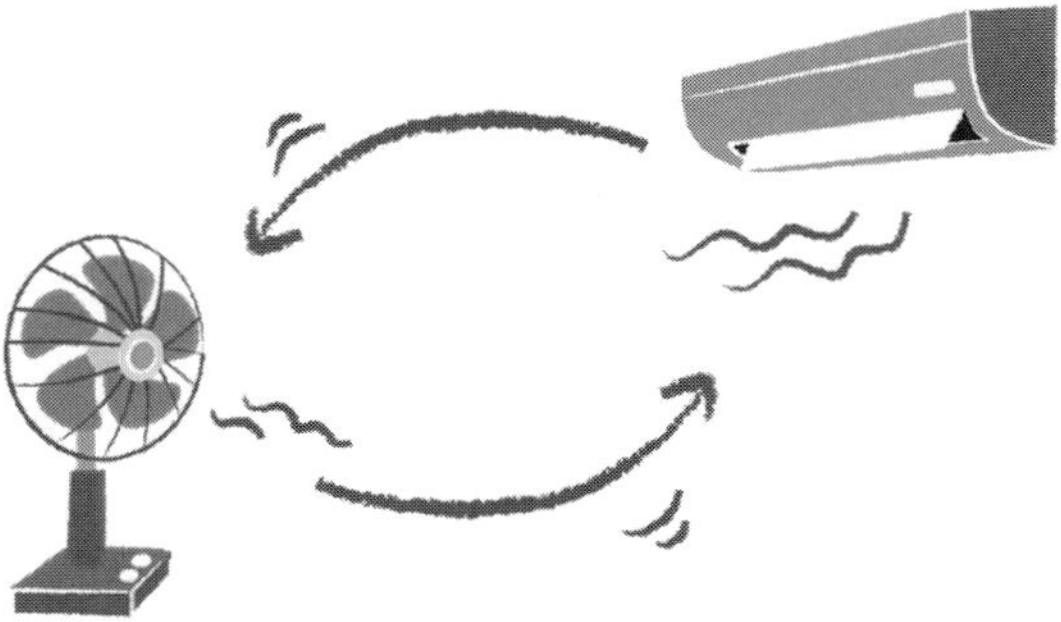

クーラーと扇風機を使って上手に快眠！

クーラーをつけっぱなしで眠ると体が冷えすぎてしまい、寝冷えしてしまうこともあるので、クーラーは眠る前からつけ始めて、室温を快適な温度に保っておきましょう。タイマー設定をして、１～２時間くらいで切れるようにしておくと快眠しやすくなります。近年は猛暑がひどくクーラーが切れた途端に室温が一気に上昇し、寝苦しくなることもしばしばです。そうしたときは、朝まで弱い冷房をかけておくのも手です。

ただし、扇風機で強い風を体に当て続けたままで寝るのはさけましょう！　低体温症で死ぬことがあります。

リラックスタイムに未来の夢を思い描く

健康に自信がある人は過信に陥ります。寝なくても大丈夫だと思います。しかし、睡眠不足が続いた体が発するＳＯＳを無視し続ければ、危険な運命の分水嶺を超えてしまうかもしれません。そうなる前に手を打たなくてはいけません。睡眠不足でいるより、1日7時間眠った方が、人生がより豊かに、幸せになれることは、もうお分かりいただけたと思います。

これを人生のターニングポイントと決意して、ぜひ今日から、睡眠時間をしっかり確保しましょう。仕事や家事が終わったら眠ろう、ではなく、何時に眠れるように、仕事や家事を片付けよう、と決めて、たとえそれが終わらなくても、疲れた体と頭で続けるよりも、可能ならスパッと寝てしまうほうが能率的だということを思い出してください。

そして、何のために睡眠時間を確保して、健康維持に努めるのか、1日1回、思い出してみましょう。そうすれば、意欲も続きます。

大病にならないため、人生を不幸にするような失敗をしないためという と、ちょっと動機が弱いですね。一日睡眠のことだけ考えていると、夜になってかえって緊張してしまうかもしれません。

そこで、健康で、毎日清々しい気持ちで過ごし、自分の能力を最大限に発揮できるようになったら、あなたは、何がしたいですか。

夜の休息タイムに、ちょっと自分の将来の夢を思い描いてみましょう!

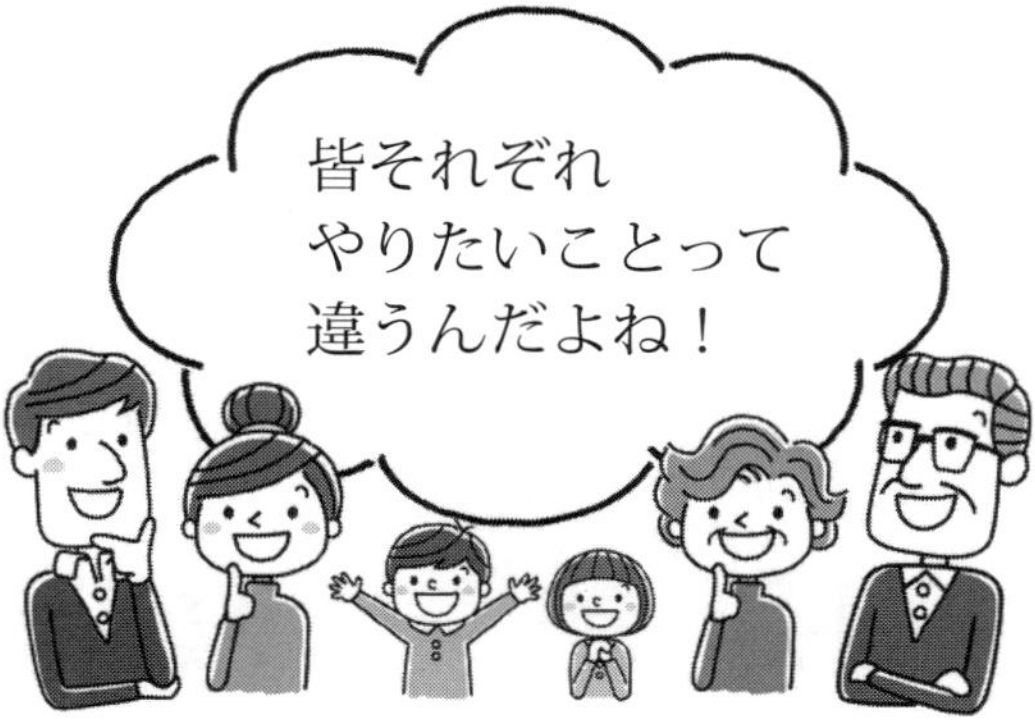

本当にしたいことって何？

自分がやりたいこと、または、自分が幸福に感じている時間を過ごせることを少しの時間でも良いので考えてみましょう。そうすれば、その実現のための第一歩として、睡眠時間を確保しようという原動力になります。

家族の喜ぶ顔が見たい、病気を治して旅行に行きたい、仕事を全うしたい、自分のプロジェクトを成功させたい、独立したい、痩せたい、家が欲しい、社会貢献がしたいなどなど。今週末予定の趣味の時間でも良いですし、数年先、もっと先の将来に漠然と希望している留学や何かの計画でも良いのです。

自分がやりたいこと、または、自分が幸福に感じている時間を過ごせることを少しの時間でも良いので考えてみましょう。そうすれば、その実現のための第一歩として、睡眠時間を確保しようという原動力になります。

夢に向かって進む充実した明日は、今夜の質の良い睡眠から始まっているのです！

◎重要ポイント

毎日の中でリラックスタイムを作ろう

緊張してリラックスできない状態が続くと、脳内に活動波のβ《ベータ》波が出続けています。優しく眠りに誘うα《アルファ》波はどうやったら出てくるのでしょうか。

①自然に触れる
②ゆったりした音楽や、心地よい水の音などを聴く
③アロマテラピー、ラベンダーの香りなどをかぐ
④瞑想する（目をつむり深呼吸するでも良い）
⑤ほのかな間接照明の中ですごす
⑥楽しい思い出や将来の夢を描いて笑顔になる、などです。

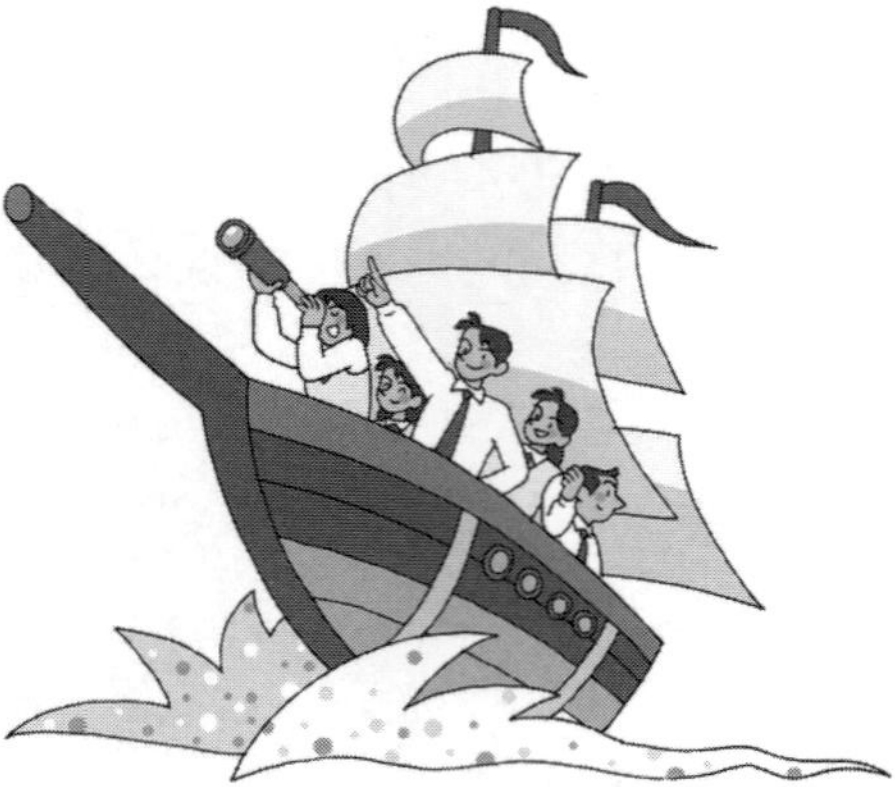

未来に向かって出航！

世界中で読まれている漫画『ONE PIECE（ワンピース）』の大人気は、どこからくるのでしょうか。きっと希望へといつも挑戦しているからだと思います。毎日やることに追われて、本来何をしたかったのか、今していることは何のためだったのか見失ってしまうことがあります。ほんの一瞬でも良いので、ゆったりとした気持ちでやりたかったことを思い出してみましょう。リラックスしたときに出るα波が、質の良い睡眠への助けになります。

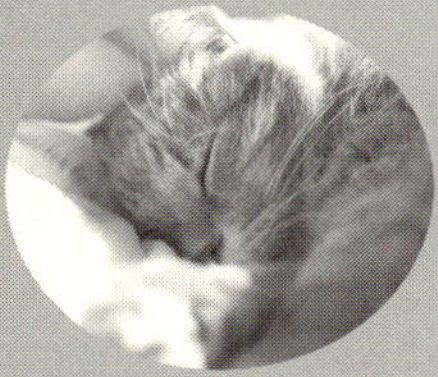

第6章　充分な睡眠にプラス最新研究でさらにパワーアップ！

メタボの人は全身の老化が早い！

慶應義塾大学医学部内科学教室（循環器）の佐野元昭准教授、白川公亮助教らの論文が２０１６年11月に米国の医学研究専門誌「The Journal of Clinical Investigation」に掲載され、いちやく世界の注目を集めました。

内臓脂肪型肥満では、免疫細胞の老化が進み、内臓老化を加速させて、高血圧、脂質異常症、糖尿病、さらには心筋梗塞、脳卒中など命に関わるさまざまな疾患を引き起こすことを初めて明らかにしたからです。

内臓脂肪型とはお腹が前にぽっこりと出るタイプの肥満で、一見太っていない人にもあることから隠れ肥満ともいわれます。このタイプでは、中高年に限らず若い人でも、メタボリック症候群のリスクを高めることが知られていましたが、詳細なメカニズムは不明でした。

教授らは、太らせた若いマウスでは、健康な若いマウスにはない老化したTリンパ球集団が短期間で大量に出現することを発見しました。

その老化したTリンパ球は、「オステオポンチン」という強力な炎症性サイトカイン（免疫をになうタンパク質の一つ）を大量に作り出す性質を持ち、もとの正常なTリンパ球とは大きく異なっていました。

オステオポンチンは、骨を作ったり外部から侵入する細胞を殺すのに必要なタンパク質の一種ですが、過剰に作られると細胞に炎症を起こします。正常なら体を守るはずの免疫が、逆に炎症を引き起こし老化を進めてしまうというわけです。最近では、このように、細胞が老化すると周囲の組織に炎症反応を起こすさまざまな物質が分泌される「SASP（senescenceassociated secretory phenotype)」という現象が注目されています。

加齢とともに少しずつ進む炎症ですが、慶應大学医学部百寿総合研究センターによると、百歳を超えても元気な人たちの体の中には、この炎症が非常に少ないことがわかっています。

健康長寿には、食事や運動、睡眠、心の状態などさまざまな要因が関わっていますが、内臓脂肪を減らすことも、その重要な一つです。メタボリック症候群の診断基準は、日本人の場合、ウエストの周りが男性で85センチ、女性で90センチ以上で、かつ高血圧・高血糖・脂質異常の3つのうち2つに当てはまると、要注意とされます。日本人の40〜74歳のうち、男性の2人に1人、女性の5人に1人が該当者か予備軍と考えられています。

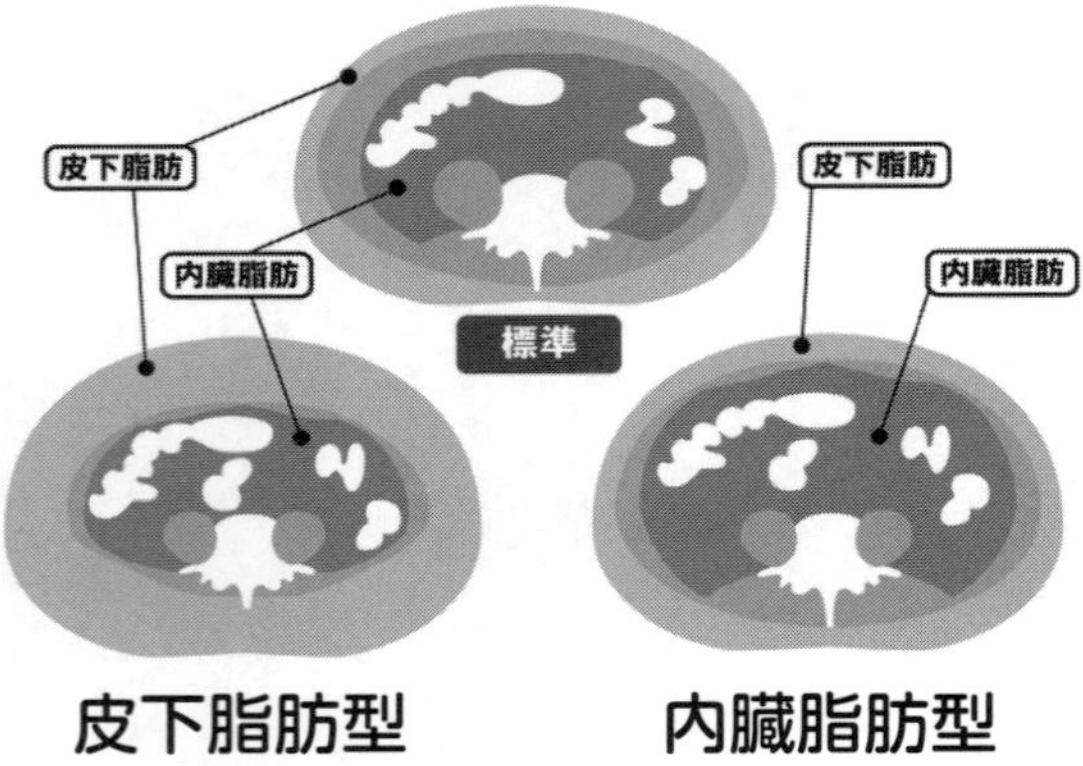

内臓脂肪が全身の老化を早める！

肥満には、内臓脂肪が増えるタイプと、皮下脂肪が増えるタイプとがあります。内臓脂肪型では、老化を早める悪玉物質「オステオポンチン」が過剰に分泌され、全身の老化が早まる危険性があるので、内臓脂肪がつかないよう若いうちから食べすぎや運動不足に気をつけましょう。

筋肉を増やすと長生きする！

高齢者の転倒や骨折、寝たきりの大きな原因の一つとして、加齢による筋肉量の低下（サルコペニア）が問題になっています。実は脂肪を減らし筋肉量をキープする、または増やすことが長寿につながりますが、運動をするお年寄りが増えたわりには、サルコペニアの人が毎年増えているのです。せっかく運動しても、筋肉を作るために必要な栄養がとれていないことが、その原因かもしれません。

タンパク質を構成するアミノ酸の一種「ロイシン」は、筋肉を強化する働きや、肝臓の機能を高める作用があり、アスリートにとっては必須の栄養素です。食品の中では、米、食パン、牛乳やチーズなどの乳製品、豆腐、油揚げ、納豆などの大豆製品、アジ、鮭、サバ、シラス干し、鶏ムネ肉、牛モモ肉、ハム、卵、たらこの動物性タンパク質に含まれています。

近年、高齢者の低栄養が問題になり、タンパク質をしっかり食べるようにと厚生労働省が指導に乗り出しました。高齢になると、食が細くなったり、あっさりしたものを好んだり、消化吸収力が落ちたりしてタンパク質が不足するので、不足気味の人は、意識してタンパク質（特にロイシン）を多く含む食品をとる必要があります。

筋肉は、合成と分解を繰り返しています。筋肉増強のためには、朝、昼、夜と、２グラムずつロイシンをとることが必要です。特に、夕食でロイシンをしっかりとることが大事で、寝ている間に筋肉を合成してくれます。

おすすめの方法は、「今までの食事に牛乳１杯を足しましょう」。

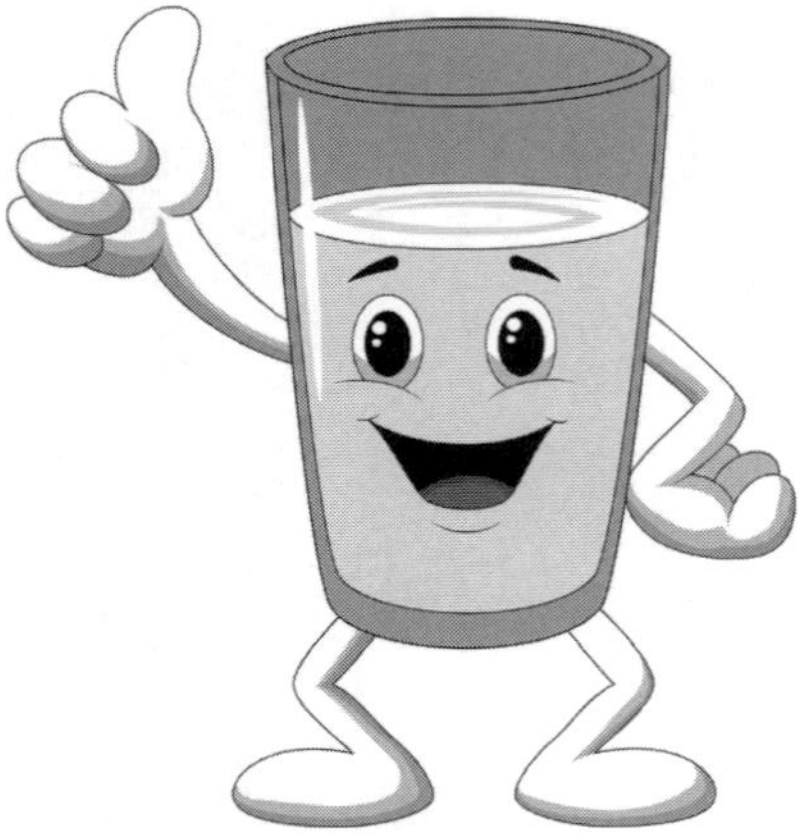

牛乳１杯補充で筋肉増強！

筋肉は合成と分解を繰り返しています。筋肉増強のためには、朝、昼、夜と、２グラムずつロイシンをとることが必要です。簡単な方法として、今までの食事に牛乳１杯増やすことがおすすめです。

血管年齢を若返らせ、動脈硬化をストップする！

血管の若さを保つことは、若々しく、元気で長寿を全うするためにとても大切なことがわかっています。血管(動脈)が硬くなると、高血圧や、脳梗塞や脳出血、心筋梗塞、腎臓病など、全身に影響が出てしまいます。

血管老化の原因には、加齢のほかに睡眠不足、不適切な食生活、活性酸素、運動不足、冷え、ストレスなどが関わっています。なかでも食事と睡眠不足の影響は大きいといわれます。一度老化した血管も、生活の改善で若返らせることができますので、ぜひ食生活を見直しましょう。

◆取り入れたい食習慣・積極的にとると良い食品

■食事はまず野菜から。ご飯などの淡水化物は最後に(血糖値急上昇予防)

■糖質・脂質・塩分を取り過ぎない。AGE(タンパク質と糖が加熱され

てできた物質）には特に注意

■しっかり噛んで食べる（満腹感を得られ過食しないですむ）

■腹七分を心がける

□食物繊維を含む野菜（ごぼう、海藻、きのこ、根菜など。コレステロールの排出や、血糖値の急上昇を防ぐ。大腸癌も予防）

□血液サラサラ食品（玉ねぎ、ニンニク、納豆、青魚、酢など）

□魚介類（良質なタンパク源。魚を多く食べる男性は糖尿病リスクが低い）

□腸内細菌を増やす食品（ヨーグルト、納豆、漬物、大豆、アスパラ、バナナ、アボカド、きのこ、海藻、こんにゃく、やまいも、オクラなど）

□抗酸化食品（次項参照）

最新の研究で、血管の動脈硬化をとめる強力な栄養素「エピガロカテキンガレート」が注目を集めています。カテキン（抗酸化物質ポリフェノール）の一種で、「お茶」の渋みの成分で、なかでも「緑茶」に最も多く含まれます。

緑茶には、殺菌や整腸、血糖値を下げるなど、様々な効能があることを日本人は体験的に知っていました。煎茶は江戸時代中期、庶民にも抹茶のようなきれいなお茶を飲ませてあげたいと考えた永谷宗円が工夫したもの。煎茶を飲み続けた永谷宗円は、あの時代に97歳まで生きたといいます。

エピガロカテキンガレートは高温ほどよく溶け出すので、沸騰したお湯を使いましょう。茶葉そのものをとることができる煎茶の粉末も効率のよい方法で、お菓子、お酒、てんぷらの香りづけなど、料理にも利用できます。

認知症予防にポリフェノール、血管拍動力がアップ！

活性酸素は、呼吸を通じて、私たちの体の中で自然に発生する物質です。免疫機能の一部として細菌を攻撃したり傷を治したりしてくれる体にとってはなくてはならないものですが、加齢により体内で抗酸化物質がうまく作られなくなると活性酸素が過剰になり、DNAや細胞を傷つけ、臓器や血管、皮膚を老化させてしまうのです。このため、ポリフェノールなどの抗酸化物質をとることが、老化や病気の予防に役立つと考えられています。

アルツハイマー病を引き起こすといわれているアミロイドβ《ベータ》という老廃物も、血管がきちんと拍動していれば、血管から脳の外に排出され、脳内に蓄積されることなくそのまま体外に排出されます。しかし、老化や動脈硬化、睡眠不足などで拍動が弱まると、脳内に停滞して発症の原因になるのです。また、運動不足で、特に脚の筋肉が衰えると、抹消の血液を心臓に戻す力が弱まり、血管の拍動を維持できなくなります。

国立循環器病研究センター脳神経内科の田中智貴医師によると、マウス実験で、ポリフェノールの一種レスベラトロールが、脳の老廃物排出能力を高めるとの結果が出ています。米ハーバード大学のデービッド・シンクレア博士は、高カロリー状態のマウスにレスベラトロールを投与すると、カロリー制限をしなくともサーチュイン遺伝子（長寿遺伝子。空腹状態が続くと目覚める）が活性化し、寿命が延びたとの論文を発表しています。

運動でカロリーを消費した場合にも、食事制限と同様の効果があることも、米国での研究でわかっています。

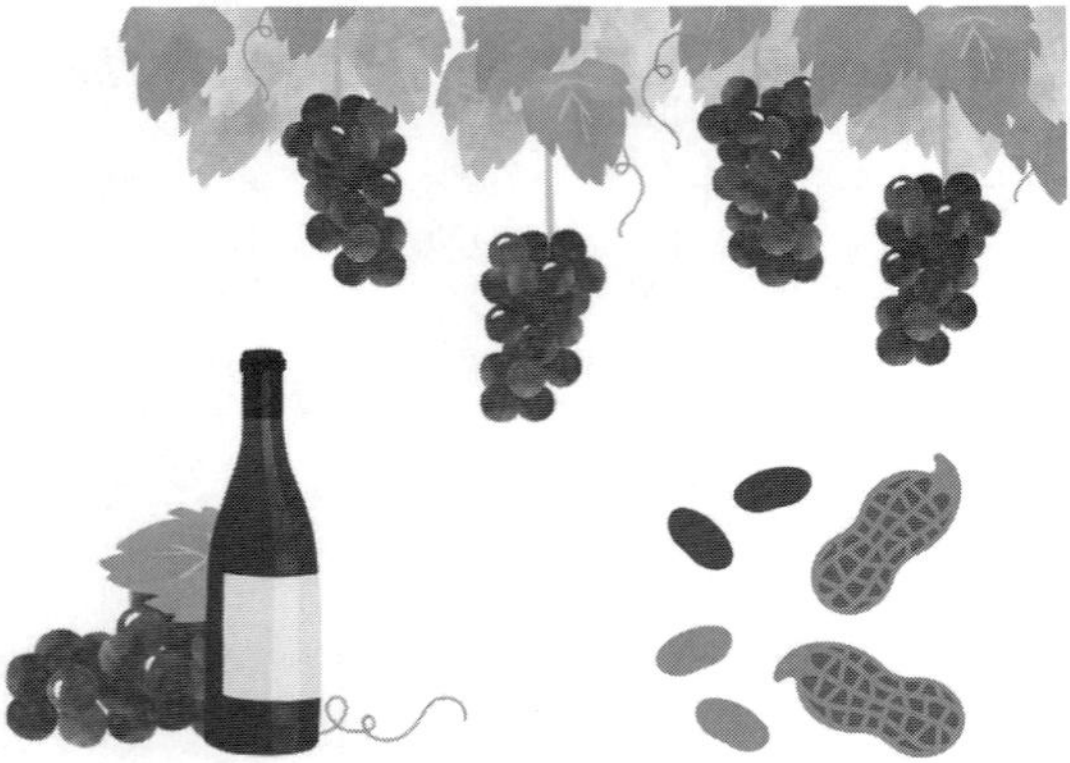

渋み苦みが若返りに期待！

ポリフェノールの一種レスベラトロールは、1939年、北海道帝国大学の高岡道夫氏により発見されました。強い抗酸化作用があり、元気回復や認知症予防効果も期待されています。ポリフェノールは、赤ワインやお茶、ピーナッツの薄皮、ブドウやブルーベリーの皮に含まれる渋みや苦みの部分です。なるべく皮ごと食べましょう。

ビタミンCやEにも同様の働きがあります。

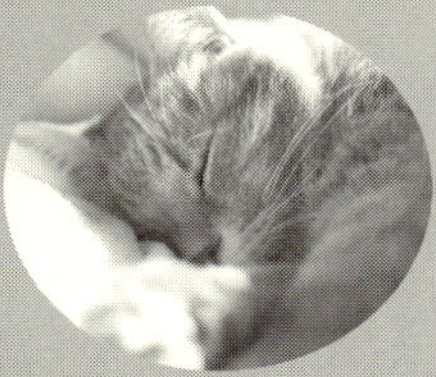

体験談　快眠グッズ紹介

体験談

急性低音障害型感音難聴になり後悔！　20代女性（会社員）

仕事で夜更かしをする日が続いていたある日、片耳の聞こえ方に違和感を覚え、病院へ行くと、低音の聴力が落ちる急性低音障害型感音難聴という診断を受けました。育児中や働き盛りの若い人でもなることが多い難聴だと聞きました。

自分としては、睡眠不足は自覚していましたが、ふだん以上に無理をしていたということもなく、仕事の締め切りまで、体調もコントロールしながら集中して仕上げて、そのあと休めばいいくらいに思っていました。楽しさもあったのでとにかく仕事のことしか考えていませんでした。

耳の病気などに縁があるとは思ってもみなかったので、しばらく信じられませんでした。再度受診した際、仕事が残っていたので薬を飲みながら夜中まで起きていたことを医師に言ったときは、「非常によくありません」と叱られました。

幸い今はふだんどおりの生活ですが、睡眠不足が続いたりすると、まだ軽い耳鳴りやめまいがすることがあり、後悔しています。

死んでもおかしくない自動車事故に遭う　40代女性（教員）

仕事が立て込んでいて、睡眠不足の状態が続いていました。締め切りがある仕事なので、どうしても明日までに仕上げなければということが多く、また、これまでは何とかやってこれたので、心のどこかに少しくらい睡眠不足でも今回もこなせるという自信もあったかもしれません。

いつものように車で通勤途中に、通いなれた道なのに、トラックと衝突する自動車事故を起こしてしまいました。しかし、私は、その自動車事故のぶつかる瞬間を覚えていません。事故の瞬間、反射的にブレーキやハンドルを切ったと思いますが、気がついた時には病院のベッドに横たわっていました。車は大破し、私はろっ骨を数本折りました。急な入院で、家族にも周囲の人にも迷惑をかけてしまいましたが、1カ月間の入院中は、「少し休める（たっぷり眠れる）」とも感じてしまうほどに睡眠不足だったことを自覚しました。後から、医者に、もう少し車の当たり所が悪かったら命がなかったかもしれないと言われ、ゾッとしました。

人生の半ばで睡眠改善、長寿に　90代男性（会社役員）

若いころは営業関係の仕事だったので、接待の仕事が忙しいときは、毎日午前様ということもありました。自分自身、大勢の人と交流するのが好きだったということもあります。しかし、40代のころにはかなり太り、医者に高血圧と診断され薬を飲むようになりました。血糖値も高いと注意されました。そんなとき、本などいつも読まないのに、たまたま睡眠で寿命が決まるといった内容の本を手に取り、ハッと思いました。

それから、毎日の生活スケジュールをガラッと変えました。お得意様の上司が飲めない人に代わったということもあり、飲む接待がなくなったことで、早く仕事を切り上げ、早く寝て、朝は散歩をするようになりました。朝、犬を連れて散歩をすると、同じように犬を連れて散歩している人との交流が生まれ、楽しく続けられたのだと思います。これにより、体重も自然に落ち、血圧も下がり、高血圧の薬は必要なくなりました。早いときは夜7時に床につくこともあります。早すぎて途中起きたりしますが、気にしません。1日7〜8時間睡眠で、今も健康で毎日散歩しています。

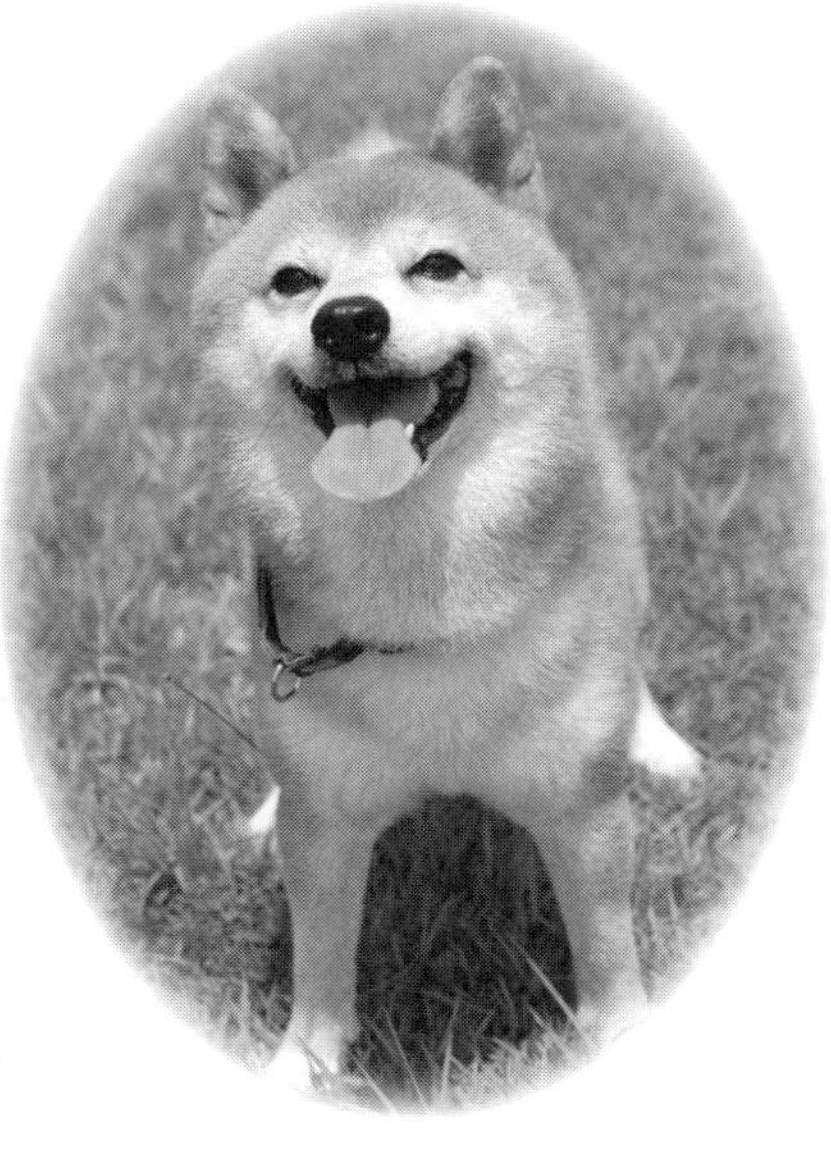

柴犬との散歩で新しい人々と出会い
毎日の生活リズムも激変

不眠症から体質が激変、改善に20年かかった　50代女性（研究員）

大学4年のころ、卒論と人間関係に悩み極度の睡眠不足となりました。疲れていてすぐに眠れるのですが、夜中3時ころ目が覚めるともう眠れません。入眠できないのが不眠症と思っており、早朝覚醒も不眠症の一種と知りませんでした。それまでスポーツ会系クラブで絞られていたので、内心少しは体力に自信があったのだと思います。忙しくて病院に行くということも思いつかず、風邪をきっかけに倒れて検査入院となりました。これまで起きたことのない喘息も起こすようになり、結局1週間入院しました。体力もなくなり一気に体質が変わったのが自分でわかりました。

卒論は自分の思っていたようには時間がとれず、倒れた時期が就活シーズンだったので焦って就職先を決め、後からすごく後悔する結果となり、ふがいない20代をすごす羽目になりました。自分の体質が以前のように戻ったかなと感じるまで、結局20年くらいかかった気がします。その後、睡眠不足は絶対にさけるようにしています。徹夜などしても、判断力が落ちて何も良いことがありません。

嫌なことがあったら寝ます！　60代男性（管理職）

部下が増えると、自分だけでがんばっていたときと違って、人を使う難しさを痛感します。思うように動いてくれずハラハラ、イライラしながら、一つのプロジェクトを達成しなければなりません。思いどおりにいかないときは、即寝ることにしています。そうすると、朝起きて顔を洗っているときなど何も考えていないときに良いアイディアが浮かびます。

夕方の運動で熟睡　30代男性（会社員）

ときどき時間を見つけて夕方に軽い運動をしています。日中パソコン作業をしていると、夕方には目が疲れて作業能率が落ちるので、無理して作業するより軽く運動をすると、その日は熟睡できます。すると、次の日の午前中の作業能率が上がり、結局同じだけ作業もこなせ運動もできるので、時間を有効に使えます。

筋トレするより睡眠時間確保で筋肉アップ　40代男性（会社員）

筋肉をキープするため、筋トレや素振りをしています。いつもより1～2時間多く眠ると、次の日に確実に腕が張って腕が太くなっているのがわかります。筋トレやプロテインを飲んでも、睡眠時間を充分とらないとこうした感じはありません。トップアスリートが、睡眠を重要視していると聞きますが、眠らないと筋肉が増えないというのは本当だと思います。

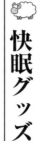

快眠グッズ

■布団止め（暖かくして寝る）

就寝中、気がついたら布団を抱き枕にして、体は全部外に出ていて、寒くて起きた経験はありませんか。熟睡できないだけでなく睡眠中に体を冷やしてしまうことも問題です。体温が下がれば、免疫機能が低下するからです。

寝返りを打って布団がずれてしまうことを回避するため、敷き布団と掛け布団とをクリップでとめるようなグッズもあります。また、布団の外に出る首を暖かくするグッズもおすすめです。冬だけでなく、夏もクーラーをかけて寝る際に、これを用いると体の冷えを防げます。

■目覚まし時計のストレスを解消

今は、いろいろな目覚まし時計が出ています。

①光で起きる…朝の目覚めには太陽光をあびることが効果的といわれています。その太陽光を再現して自然に目が覚めるという状態を作り出す時計です。これに、アロマの追加機能がある時計もあります。

②振動で起きる…目覚まし時計で起きられない人がいる反面、目覚まし時計の音にびっくりして、不快な目覚めになってしまう人におすすめです。

振動部分を枕の下に敷いておくと、ブルブルと振動で起こしてくれます。周囲の人を起こさないという安心感もあり、じっくり眠ることができます。

■自分にあった枕を探す

枕は、大きさ、素材、高さ、形状などいろいろな要素がありますが、なかでも「高さ」はとても重要です。自分では今までに使い慣れた高さが、自分に合っていると思い込んでいる場合があります。

自然な寝姿とは、猫背や背骨のゆがみを正し立ったまま、横になった状態です。自分ではなかなかわかりにくいので、枕を決めるときは、実際に使ってみてほかの人に見てもらうと良いでしょう。

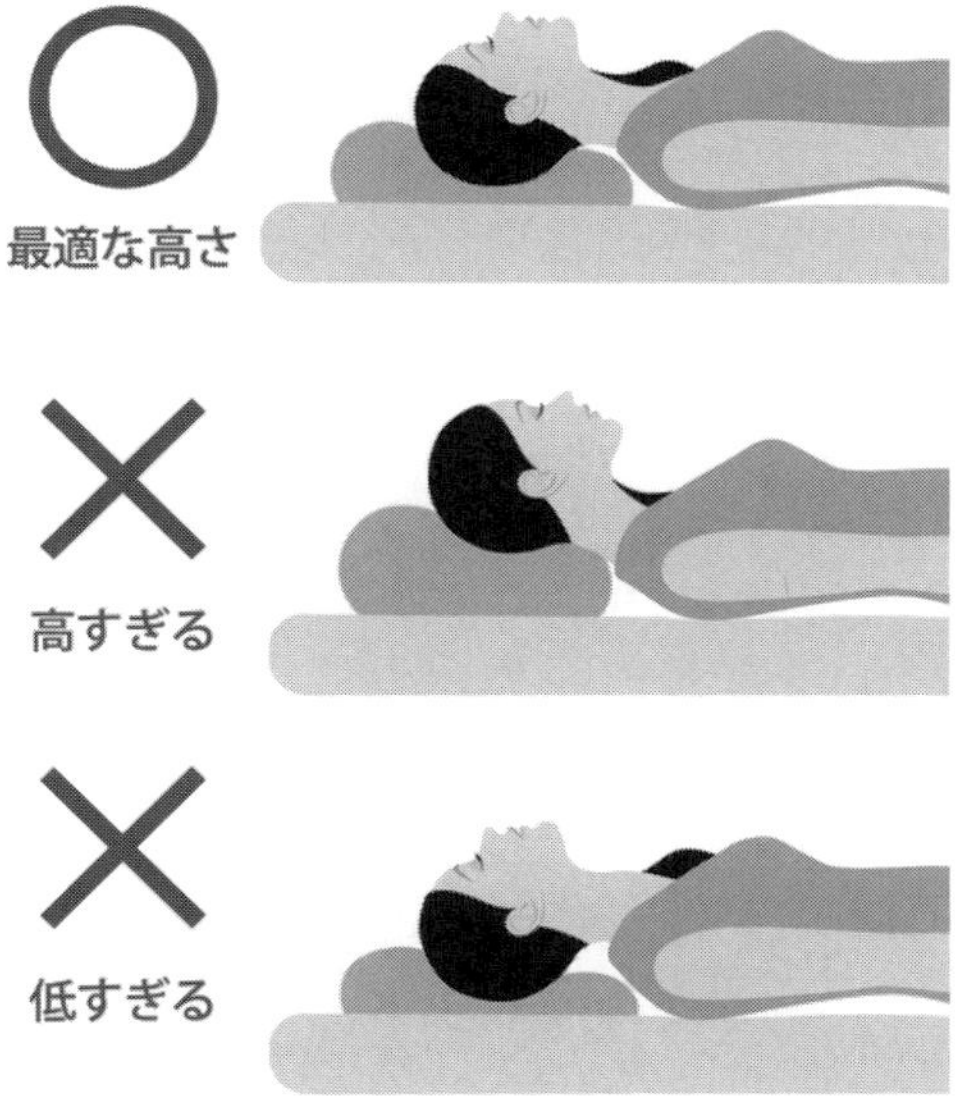

枕が睡眠の質を決める！

立っているときの自然な姿勢を寝ているときも保つことの出来るのが最適な枕です。横になっているところを、一度他の人にチェックしてもらいましょう。

あとがき

睡眠不足がいかに健康を阻害し、幸せな人生から私たちを遠ざけているか、実感していただけたでしょうか。

睡眠は、生命体にとって、太陽に規定された自然なリズムであり、宇宙からの贈り物ともいえます。

質の良い睡眠は、疲労を取り去り、スッキリ前向きな気持ちで新たな一日をスタートさせてくれます。頭も冴えて、記憶力がアップ、集中力やアイディアもわいて、仕事や学校の成績もよくなります。免疫力もアップして、感染症やさまざまな病気にもかかりにくくなりますし、日々体内にできる細胞レベルの損傷を修復し、炎症、認知症などの原因となる老廃物を体外へ排出して、心身を健康に保ってくれるのです。運動のパフォーマンスが上がり、精神も安定します。もちろん細胞や見た目も若々しく、美肌でいられます。寝不足による肥満も解消し、スリム体型も維持できます。いいことずくめです！

たっぷり眠ることに罪悪感を感じる必要はありません！　さあ、いますぐ本書を置いて、気持ちのよい眠りに就きましょう！

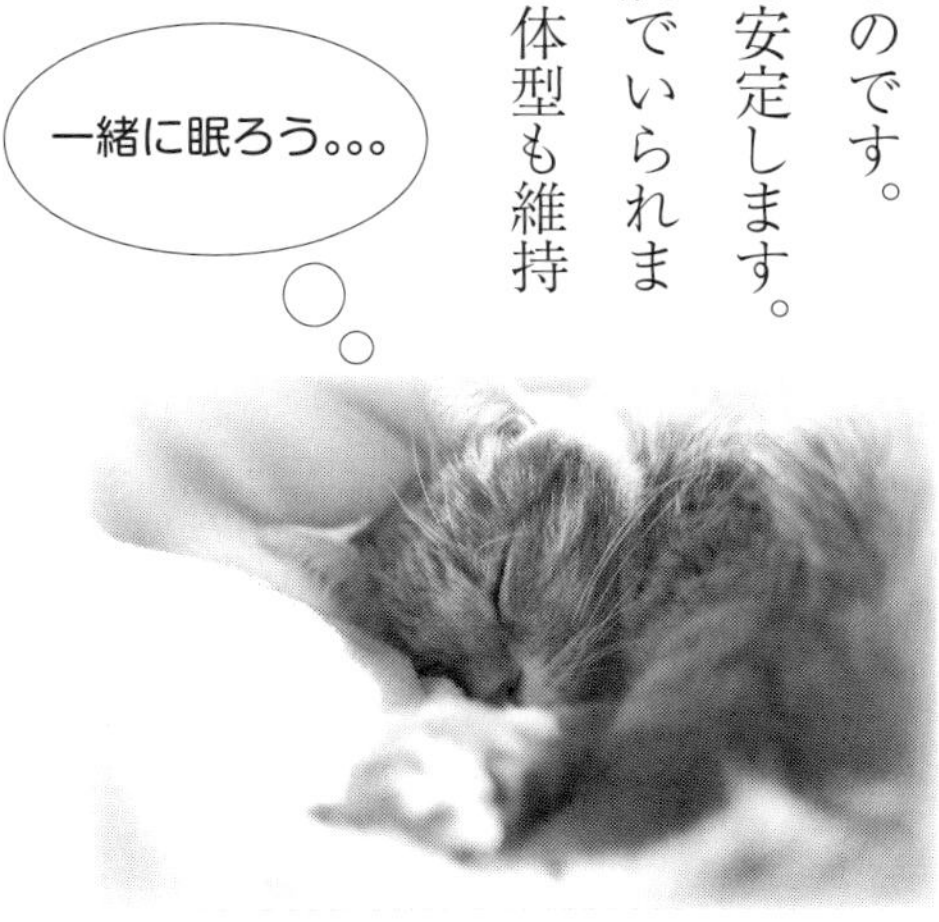

眠るだけで病気は治る！

2017年　9月 2日　初版第1刷発行

編　者　桜の花出版 取材班

発行者　山口春嶽

発行所　桜の花出版株式会社

〒194-0021　東京都町田市中町 1-12-16-401
電話 042-785-4442

発売元　株式会社星雲社

〒112-0005　東京都文京区水道 1-3-30
電話 03-3868-3275

印刷・製本　亜細亜印刷株式会社

ISBN978-4-434-23679-2 C0077

カバーデザイン：ARAKAWA T　　カバー写真：ella/PIXTA（ピクスタ）
本文イラスト写真：PIXTA